尋找百憂解

精神科醫師看人類調節痛苦的能力如何失常，以及如何尋回

陳百憂——著

尋找百憂解 目次

寫在故事之前

我做精神科醫生的十二年裡，接觸過各種奇異症狀的病患。

有的病患完全活在自己的幻覺世界中。比如有個病人，堅信自己身體裡有個機器人，動不動就放電，這個病人甚至能感到觸電的痛苦，還能和這個機器人對話，機器人跟他說：「直到你消失了，我才會消失」。

有的病患是「木僵患者」，嚴重的可以一連幾天保持一個姿勢不動。症狀輕一點的，則是行動十分遲緩。但有時他們又會突然變得敏捷而迅速，做一些讓人無法預料的行為。

即使怪異的病人很多，精神疾病患者也不都是大家想像的那樣瘋癲又危險。在我眼裡，有的病人甚至顯得有些純真可愛。

我非常喜歡和患者聊天，聽他們給我講故事。在我的眼中，精神病患既不是天才，也不是「瘋子」，既不是褒義詞也不是貶義詞。有時候，高度認同了之後，我也區分不出什麼是

「正常」還是「不正常」了。

我將一些故事記錄在了這本書裡，故事大多發生在城市郊外風景區的山下的封閉病房，我二〇一〇年畢業之後就到了這裡。

這是一個世外桃源一樣的地方。在這裡錢沒什麼用，封閉病房裡連手機也不能用，生活還原成本身的樣子，不被外界干擾，每個人專注於自己的內心，簡單而規律的生活和鍛煉。我經常在下午去女病房看她們邊看電視邊互相編辮子，好像看到了姥姥當年和閨蜜們下午聚會聊天的場景，時光仿佛靜止一般安靜而美好。

我經常想起一個叫趙文娟的女孩，她在第一次住院快出院的時候，目光灼灼地看著我，信誓旦旦地跟我說：「回去之後我要開一家服裝店，我要自己當老闆。」那個時候，她是真的準備好了出去之後要大幹一場。

還有在病房裡養貓的盧偉，在貓被送走之後，他下定決心，減十公斤就出院。我至今都清晰地記得跳操的時候，他腳下的地總是濕一大片。我當總住院醫師時，經常在傍晚跟他一起打羽毛球，當時因為打球右胳膊都變粗了，穿的短袖T恤總是右邊很緊而左邊卻很寬鬆。那是我這輩子打羽毛球打得最痛快的時候。

我也清楚地記得那天早上，當我和師姐突然意識到思琪說話了，我倆激動得又蹦又跳，全然不知早已淚流滿面。

本來以為日子就這樣簡單而純粹地過下去了，直到二〇一五年這個小院的安靜突然被打破。因為自建的小鍋爐不符合環保標準，不能再燒了，醫院決定關掉這個院區。我們必須在入冬來暖氣前離開，搬到市裡的主院區。

我們大約提前一個月知道了這個消息，那個月每一天心情都非常沉重，很多患者都來辦公室跟我們商量，想跟著我們去新病房。但因為各種情況，這裡的患者一個都不能帶走。

此後，我們每天都在給患者家屬打電話商量以後的去處，最後根據家屬的意願，患者被分到了市裡其他幾家精神科醫院。

最後一個星期，那些醫院分別派車來拉患者，走的時候，大家哭成一片，連我認為心最硬的「院霸」都哭了。

我們搬走後那個院區就空了，留下幾個臨近退休的後勤工人守著。後來我又回去過兩次，走到我們的二層小樓下面，我抬起頭。想起以前早上老遠就聽到老米喊「陳醫生早上好。」然後我回一句「老米早啊！」也不知道老米有沒有住上他盼了好多年的新房子。

又過了幾年，那幾個後勤工人也陸續退休了。我最後一次路過那裡，大門被厚重的木板擋著，透過縫隙看見裡面雜草叢生，已經找不出路了。

新的病房在主城區裡，是一個開放病房。這意味著患者住的時間會很短，很多時候還沒來得及互相了解就出院了。跟以前的常年朝夕相處自然不一樣，只有少數患者，會讓我印象深刻。

就是在這裡，我遇見了王娜，那個曾一度讓我也陷入抑鬱的病人。

當時我的執業時間比較短，一度無法接受自己患者心理上的疾病明明已經快治癒，卻要被腦瘤奪走生命。王娜真的太美好了，一想起她，我腦中就會出現她穿著剛買的裙子轉著圈給我看的場景，她得意地說「我爸給我買的。」然後我就忍不住想哭。

她的離去讓我懷疑人生的意義，甚至身為一名精神科醫生的意義。但也是在經歷了她的故事之後，我才明白老師那句：我們在對抗的是一個力量比我們大很多的東西。可以短暫地停下來休息，但不要放棄，也不要過度責怪自己。

還有章月樵大爺，他的故事讓我一遍又一遍地感慨，單獨的個人在歷史的洪流中是如此渺小。時隔幾年，我又見到章月樵大爺，他的老伴患上了老年痴呆，大爺不再自殺，女兒回到了身邊照顧他們。

無論是在過去的小院，還是新的院區，都感謝這些慷慨的患者，給我分享他們的故事，這些故事讓我對人生有了更深刻的理解和認識。哪怕曾因此陷入抑鬱，我仍熱切地想要這些可愛的人活著。

我特別喜歡「天才捕手」給我起的這個名字——陳百憂。它來源於一個著名的抗抑鬱藥「百憂解」。

一九七四年美國禮來公司研製出了百憂解，給社會帶來了極大的歡欣鼓舞。很多人認為，憂鬱症和很多精神疾病不再是一件羞恥的事情，不再是一種人格缺陷，而是一種可治癒的疾病。

然而，以百憂解為代表的各種藥物僅能夠改善一部分症狀，給人們一些鼓勵和勇氣。它讓人們不再那麼迷茫，彷彿在茫茫大海隨波逐流的時候，能夠抓住的一塊浮板，但它並沒有解決精神疾病的根源問題。

精神疾病的根源在於「人」。普通醫生看到的是「病」，那個病是怎麼回事，有什麼辦法可以治療，是需要手術還是服藥等等。精神科醫生看到的是「人」，我們沒有很多的醫學操作，聽患者講話，試圖理解並認同他們，就是我們的工作。

記錄這些故事的過程中，我有幸得到過讀者的回應。「天才捕手」公眾號裡有讀者留言說，其實精神科病房就是「易碎心靈的港灣」。我喜歡這個說法，這也是事實。很多患者會跟我說，在難受的時候，最想回的不是家而是醫院。不單是醫院能打針吃藥把我治好，而是喜歡裡面簡單安靜、沒有歧視的生活。

同時我也發現了大家對精神疾病的一些誤解，有讀者留言說，既然知道他們生病的原因，為什麼不做心理治療呢？我能感受到讀者內心的著急，因此在開啟本書的正文之前，我想先試著回答這個問題。

精神科常規治療是包括心理治療的，雖然分很多不同的情況，但是一定會有心理治療的部分。就好像《村上春樹去見河合隼雄》裡面，作為榮格派治療大師的河合隼雄跟村上春樹說：「光以一般常識思考就能夠治癒的人，是不會到我這裡來的。」

心理治療幫助人們看到問題，但不一定能夠解決問題。電影《小丑》（2019）裡面有句名言：「有精神疾病的人最糟糕的是，所有人都期待你假裝沒病。」替本書故事裡的人著急的讀者，多多少少也有這樣的想法：多希望他們沒病啊！

每個人的故事裡彷彿都有命運的意味。精神疾病好像一個牢籠，只有極少的人能夠從裡面逃出去。這個是非常真實的事實。很多時候，我們看到患者非常努力，我們也給他們加油，但是過不了多久，出院時信誓旦旦的人又帶著好多好多症狀回來了。

生病是由很多綜合原因導致的，固然有社會心理學、也有遺傳方面的因素，有時醫生和患者再努力，有時候也治不好。

就好像有一些小樹，在成長的時候，出於各種原因，長得和其他的樹不一樣，它身上的某一段，就是非常非常細，細到甚至不能承受自己本身的重量。在颳風下雨的時候，它很容易就從脆弱的那個地方斷掉。

人能阻止颳風下雨嗎？當然不能。看到了脆弱，不一定可以治療好。這是一個不得不接受的事實。

那精神科醫生的作用是什麼呢？

我希望我是一把雨傘，下雨的時候，病友可以拿出來稍微遮擋一下風雨，天晴的時候，就把它放在一旁盡情地去享受陽光吧。

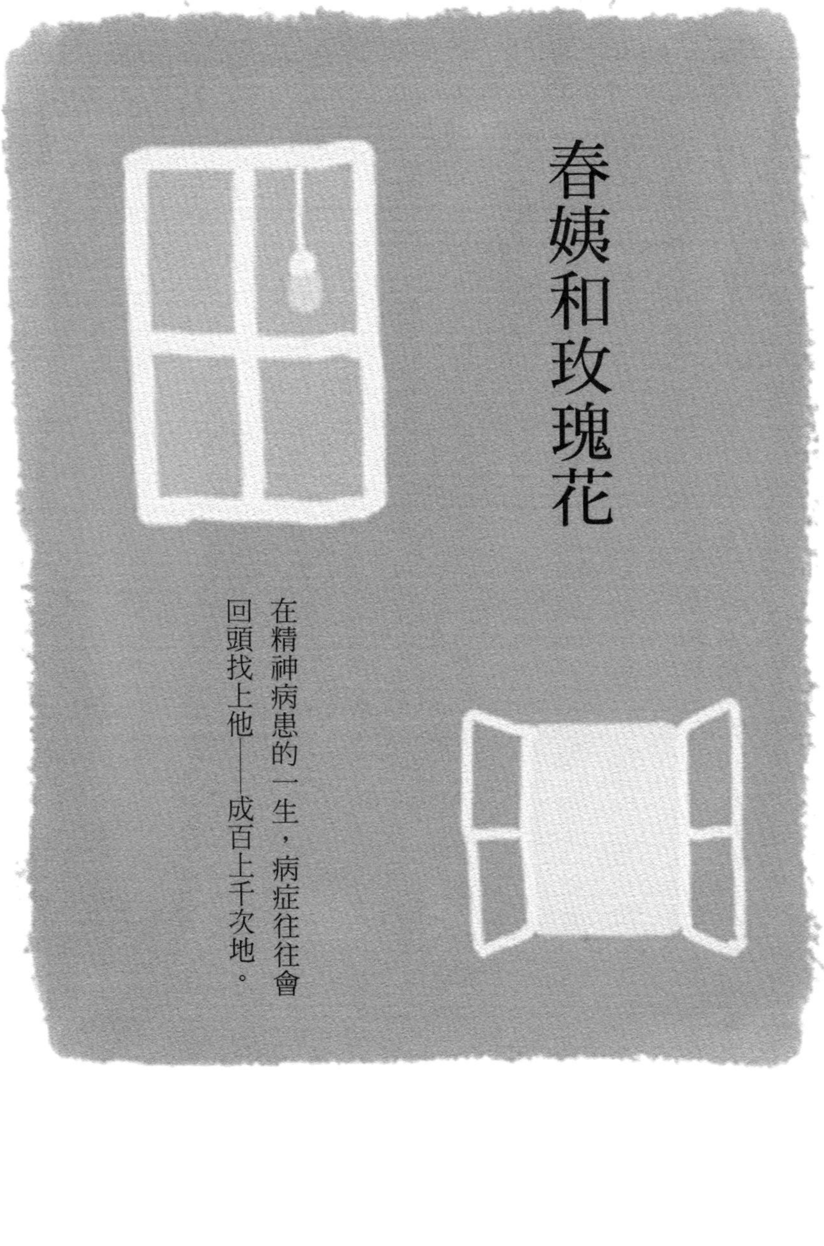

春姨和玫瑰花

在精神病患的一生，病症往往會
回頭找上他——成百上千次地。

鑰匙碰撞的聲音在精神科空闊的走廊裡迴盪。打開門，我跟隨老師走進了第一間病房。這間病房很大，裡面卻沒有一絲聲音。七個中老年男人排成一排，蹲在窗戶底下的暖氣片前。還有一個男人抱著暖氣上水管道，一動也不動。無論老師問什麼，得到的回答都不會超過四個字——

「嗯，好，沒有，吃了，還行……」

七個人完全是靜止的，他們就像暖氣片上長出的「人形蘑菇」。這是二〇〇七年的冬天，我還在實習，第一次見到衰退患者的樣子。那天有外出活動，一些精神病患迫不及待要出去，大喊：「升光了，升光了！」這是他們自己發明的詞，可能是放風的意思。第一間病房的七個男人，在護士的催促下，先緩緩站起來，身體再慢慢晃起來。他們跟著人群往外挪，看起來就像「植物大戰殭屍」裡中了毒的蘑菇。

後來，我做了精神科醫生，被人問過最多的問題是：「你怕不怕？」患者「瘋狂」的行為我不怕。「鬧」恰好說明患者的功能還在，鬧得越厲害，好得越快，作為醫生也會有成就感。我最怕的還是衰退的患者。

二〇一四年五月，小女孩思琪來到我們精神科。她留著一頭齊耳短髮，圓臉還帶點嬰兒肥。她只有十四歲，是科裡年齡最小的患者。剛來的時候，無論我們問什麼，她都木木的，沒有反應，眼神也很空洞。她媽媽說，思琪這樣不說話已經有四、五年了。

思琪得的病叫「單純型思覺失調症」，是思覺失調症裡最難治療的一種，幾乎沒有治癒的可能。得這種病的患者會慢慢封閉自己，不與人接觸，完全活在自己的世界裡，最後以沉默的方式斷絕和現實世界的交流。

我曾經看過一個新聞，一個大學畢業生就是這類患者，他把自己關在屋裡十四年，最後活活餓死了。思覺失調症伴自閉的情況並不常見，以前我只看過相關的研究報告。思琪是我遇到的第一例。看著這個小姑娘，我不禁想，未來的某一天這個女孩也會成為「蘑菇」嗎？

01

思琪有幻嗅和幻聽是可以確定的，但我們不知道她有沒有幻視。因為她不說話，我們只能一點點地觀察和試探她。

思琪的媽媽說，女兒從小就性格內向，在幼稚園的時候就自己跟自己玩，沒有朋友，也不願意出房門。從三年級開始，思琪變得有些不一樣了。她總說同學嫌棄她身上有味道。一開始媽媽不懂，只是天天給女兒洗澡，換乾淨衣服，但她還是不願意去上學。到後來，思琪開始不吃飯，說飯裡也有味道。她晚上也不睡覺，說屋子裡好多人，太吵了。有時候，思琪氣得跟那些人吵架，但屋裡明明一個人也沒有。

思琪的父母文化程度並不高。那幾年，家裡先請大仙跳大神，把孩子越折騰越嚴重。後來他們把思琪帶到縣醫院檢查，醫生懷疑是精神疾病。那時候，思琪已經不說話了，家裡不死心，又把孩子送到北京去找專家，最後才確診思覺失調症。

精神疾病的病因並不明確，到目前為止，精神疾病的診斷依然沒有客觀標準。很多時候，醫生只能根據患者的症狀和自身的經驗來用藥。所以得反覆觀察，這是精神科醫生面臨的最大的考驗。我們曾經有個患者，老米，老是賤賣家裡拿給他的好東西。還總是爭取外出的機會，用賣東西的錢買回一些劣質的東西。這個患者想要的其實是一種選擇自由。後來我們跟他家人商量，每個月給他一些零花錢，他果然再也沒有低價賣東西了。

不評價患者的行為，試圖理解，才有可能幫他們解決問題。

不久之後，我們發現，思琪經常走著走著，腦袋會往一邊偏，像在躲避什麼東西。有時候，她還會平白無故地露出恐懼的表情，像鴕鳥一樣，把自己埋進被子裡。我們猜測，她應該存在幻視——看到一些並不存在的東西。

思琪住的這棟二層小樓是一九五〇年代建的，隱蔽於高大的樹叢中，即使外面豔陽高照，這兒也總是陰涼的。精神科樓裡樓外就像兩個世界，有時候，連我都分不清哪個是真實的。

與外面相比，精神科病房的生活顯得簡單而規律——固定時間吃藥、活動、睡覺。人們沒有被什麼東西不停追趕的感覺，不焦慮，似乎更能回歸內心深處，接近生活本身。每天，患者們一起看書、看電視、聊天。男患者們圍在一起打牌、吹牛，女患者們互相梳頭髮、編辮子。如果沒有新患者的大喊大叫，精神科病房真的就像一處世外桃源，甚至一些來陪床的家屬也會說：「不知道為什麼，我居然不想走了。」

通往外界的那道大門更神奇。「一一〇」曾經送來一個有暴力傾向的患者，員警們好不容易奪了他的刀，他又賴在警車上死活不肯下來。最後，是幾個員警和家屬連拉帶拽地把他「搬」到了精神科病房的大門前。見我一個人去開門，員警都非常擔心，在門外給我亮出了他們手上新鮮的瘀青。

「沒事。」我叫患者的名字，「拿著你的東西上樓吧。」那個患者拎著包，自己上樓去了。他輕車熟路，好像剛才激烈的掙扎壓根就沒發生過。員警們都驚呆了，問我給他吃了什麼藥，是不是給他過電了，「怎麼這麼老實？」

「他進門了，認命了，就不會鬧了。」我說。

02

我們發現，經過治療，再鬧的精神病患最多兩週就能恢復平靜。但他們與他人的日常相處卻是個難題——女患者之間關係更複雜。有兩個同住的女患者彼此不對付，被害妄想都被激發出來了。一個人非說室友往她水杯裡吐口水、下毒。於是每天外出活動她就像搬家，背個大旅行包，拎個行李箱，要把所有的行李都帶上。我們趕緊把她倆分開，這個症狀就沒有了。

所以在病房的分配問題上，醫生護士得澈底考量患者的病情、性格。思琪的房間有四張床，只住著她和媽媽，還空著兩張。我們考慮到思琪太安靜了，就決定把梁桂春安排進去。

梁桂春四十多歲，是個躁狂症患者。聽主任說，她這次住院是因為和同事起了衝突，打了主管。不過在精神科病房，沒人刺激她，她也不會有攻擊性。梁桂春非常熱情，嗓門很大，我常常還沒進病房，就聽到了她的聲音：「陳醫生，妳是不是胖了？」梁桂春一點也不見外，還沒等我回答又接著補刀：「哈哈哈哈，妳看我多不會說話。我這個人就是有什麼說什麼……」

梁桂春離過婚，有鍾情妄想症，總覺得別人喜歡自己。幾年前她說家附近水果店的小夥子喜歡自己，就天天去找那個小夥子。小夥子說自己已經結婚了，她就罵人家：「為什麼結婚了還要勾引我？我每次來你都對我笑，不是勾引是什麼？」她不依不饒，最後逼得小夥子沒辦法，辭職了。她又跑到水果店裡鬧，說老闆拆散了他們這對鴛鴦，還砸了店裡的東西。因此，梁桂春第一次住進了精神科。

躁狂症和思覺失調症不一樣，在病情發作的間歇期，患者幾乎沒症狀，還有很好的社會功能。認識梁桂春的人大都認為她是個非常熱情、非常善良的人。但他們不知道，這可能是一種病態。

梁桂春一旦發病，就覺得自己能拯救世界。她像購物狂一樣，買很多東西，不是自己用，而是全捐給福利院的孤兒。她前前後後給福利院的孩子們花了五、六十萬[1]，甚至把父母留給她的房產也抵押了。有一次因為買的東西太多，她欠了十幾萬的信用卡卡債，最後是家人東拼西湊幫她還上的。

她父母年紀大了，唯一的姐姐也澈底失去耐心，不再管她了。

正常的時候，梁桂春覺得自己挺可笑的。

---

1 本書提及金額處，幣值皆為人民幣（全書注釋皆為編按）。

03

精神科安排床位有個原則，會盡量「動靜結合」，是因為共同症狀在一個屋容易讓情況加劇。所以把梁桂春和思琪安排在一個屋，有偶然性，但也是符合原則的。就像她們的相遇和奇蹟的發生，是意料之外，也是一場必然。

那天，梁桂春一進屋就看見坐在床上的思琪，她徑直走過去，一把抱住思琪，說：「以後我就和妳住了。我叫梁桂春，妳就叫我姨吧！」思琪被突如其來的擁抱嚇壞了，她又不說話，只能渾身僵硬地被梁桂春鎖在懷裡。思琪看著我，眼裡滿是慌張。我趕緊過去把梁桂春拉開。梁桂春一鬆手，思琪就跑到我的身邊來。梁桂春倒也不介意，她開始四處跟熟人打招呼。她每次來都這樣，跟人有說不完的話──這也是躁狂的症狀之一。

還沒下班，我就聽到思琪的病房裡傳來搬桌子、挪椅子的哐啷聲。我過去一看，梁桂春竟然把她睡的那張病床翻了個底朝天，正在用消毒水擦床板。我趕緊過去阻止，她求我：「讓我擦完這張床，剩下的我明天再擦。」躁狂症患者剛入院，確實得經歷這樣一個「使勁折騰」的階段。我只好同意了。

週二早上，我剛到醫院，就看到梁桂春在鐵門前站著，像是在等人。她見了我就大聲招呼：「陳醫生，我要打電話！」為了方便管理，科室會統一保管患者的手機。我查房時手握梁桂春的手機去了病房。梁桂春正站在思琪的床邊，拿著削好的蘋果「引誘」她。

「妳叫我姨，我就給妳。」思琪不理她。她又說：「妳點點頭我就給妳。」思琪還是不理她。梁桂春還是不死心，她說：「春姨後背癢，妳幫我撓撓？」思琪繼續坐著，一動也不動。

一間病房裡，她倆就像烈火與寒冰。冰火交接，讓病房裡的氣氛尷尬極了。思琪媽媽又不知道跑到哪裡去了。看著思琪無助的樣子，我突然想到小學時候的自己。那段時間，我也特別不愛說話。我爸爸的朋友們經常拿我打賭：「你跟她說話，要是她回答了，我就給你十塊錢。」那些人紛紛來「刺激」我，無論他們許諾給我買什麼，我一個字都不說。

我有點不忍心，便哄梁桂春：「妳讓她吃了蘋果，我就把手機給妳。」

梁桂春是個行為很誇張的人，她「變臉」的速度非常快。她立刻可憐巴巴地求思琪：「妳快吃吧，寶貝，求妳了！」思琪看到她滑稽的樣子，一下子就笑了，還接過蘋果吃了起來。

這是我第一次看見思琪笑，她的五官像花一樣綻開，稚嫩的臉就立刻生動了。這真的只是一個孩子啊！我心想。哪怕在住院，思琪媽媽對她也總是一副「我才懶得管妳」的樣子。思琪似乎也從沒見過，大人為了討好她可以做出這樣低的姿態。

04

醫院規定，未成年人住院家長必須陪護。思琪媽媽留下來照顧女兒，卻經常不見人影。她喜歡交際，在精神科病房裡四處串門，一個星期，就和很多女患者打成一片，連病房裡最不願意說話的患者，她都能和其聊起來。每每說到興奮處，我們辦公室都能聽到她尖銳刺耳的說笑聲。

思琪住院快一週的時候，除了偶爾煩躁會喊叫，多數情況下，就一個人坐在病床上，不和任何人交流。每次查房，我都會刻意找思琪說話：「妳媽媽呢？」思琪緩慢地看向門口，不說話。我坐到思琪身旁，牽起她的手。思琪的手很粗糙，手背上有泥垢，指甲縫裡也很髒。她本能地排斥肢體接觸，先縮了一下，看我比較堅持，就不往回縮了，只是把手僵硬地放在自己的腿上。「你告訴我，媽媽在哪裡？」我話音剛落，思琪媽媽就從別的病房趕了回來，正倚在病房的門框上看我們。思琪看了她媽媽一眼，又轉過頭來，眼巴巴地望著我。

經過不斷摸索，我漸漸掌握和思琪溝通的分寸。我知道，今天和她的溝通就只能到此為止了。如果繼續問，思琪就該生氣了，要麼是把臉轉向牆角，要麼乾脆面壁躺下，一動不動。

經過一週的努力，雖然思琪還是不說話，但至少對外有了回應。

「今天下午洗澡，給她好好搓一搓。她手背、耳朵後面都很髒。再把衣服給她好好洗洗。」出門的時候，我和思琪媽媽說。「一給她洗她就叫，誰敢惹啊！」思琪媽媽不在意。「那也要洗乾淨了！」我突然嚴肅起來，大聲說。

在精神科病房，大多數患者都說我溫柔，有耐心。但對思琪媽媽，我總有股莫名的火。我小時候父母不在身邊，因為身上髒，受過很多委屈。當我第一次看到思琪身上髒兮兮的時候，就有一股想把她摟在懷裡的衝動。

「妳看她現在這個樣子，衣服都看不出顏色了，還以為是沒人要的孩子呢。妳這個當媽的看著不心疼嗎？」

雖然思琪媽媽一臉不情願，但表示下午會幫女兒搞好個人衛生。等我查完所有病房，準備鎖門的時候，安靜的樓道裡又傳出了思琪媽媽響亮的聲音。她正在給另一個患者看手機裡孩子的照片——思琪有個九歲的弟弟。

週二下午，女病房裡傳來哭喊聲，格外驚心，哭聲中還夾雜著女人的叫罵：「妳以為我想給妳洗啊？！陳醫生讓我把妳洗乾淨了，妳趕緊配合，不然她又說我不管妳……」我趕緊去病房，只見屋子中間放了一盆水，思琪媽媽正拿著一條說不出是灰色還是綠色的毛巾，想洗掉思琪身上的泥垢。不知道為什麼，思琪媽媽穿得乾乾淨淨，用的東西卻總是看不出本來的樣子。

也許是被弄疼了，也許是不願意，反正只要媽媽一碰，思琪就躲，媽媽也不管那麼多，抓著思琪就要洗，弄得孩子又哭又叫。很多精神病患都生活懶散，不修邊幅。但大多數情況下，只要旁人督促，患者都會配合，很少有像思琪這樣抗拒得這麼厲害的。思琪顯然對媽媽有很多抵觸的情緒。

當時，梁桂春正在水房洗床單。雖然醫院會定期統一清洗床單，但她等不及，也信不過。她總要親手把床單洗了又洗——當然，這也是她躁狂的症狀。梁桂春聽到思琪的叫喊，她濕著手就跑了進來，一把奪過思琪媽媽手上的毛巾。她對著那條毛巾看了看，最後把它扔到一邊：「寶貝，還是姨給妳拿條新毛巾吧。」

換了嶄新的毛巾，梁桂春又重新打了一盆水。我看到她在打水之前，把那個盆裡裡外外洗涮了好幾遍。不一會兒，她就端著一盆乾淨的適溫水放在凳子上，又把凳子挪到了思琪的床邊。「咱們先把妳這個小髒手泡一泡。泡好了姨再給妳搓，這樣就不疼了。」她說。這一次，思琪竟然不反抗了，她順從地把手放進盆裡，非常乖巧。

看到這和諧的一幕，思琪的媽媽訕訕地站到了一邊。

05

週二我值夜班，傍晚的時候，精神科病房的大門門鈴一直在響。先後來了兩三組人，都是來找梁桂春的。他們大多是梁桂春的朋友，還有一些是她曾經的雇主。梁桂春在第一次發病之前，曾在一家醫院當看護。她熱情如火，做事盡心盡責，總是能把病人照顧得妥妥帖帖。家屬們喜歡她，就算病人出院回家，也都會繼續請她去照顧。梁桂春因為精力旺盛，還額外接了一些家政保潔的工作。她幹活麻利爽快，和很多雇主也保持著很好的關係。

梁桂春的躁狂帶來的生命力和熱情是很多人稀缺的，非常具有感染力和吸引力。她給曾經的雇主朋友們打電話，說需要一些十幾歲女孩穿的舊衣服，很多人專程開車送到醫院。那些衣服雖然穿過，但基本都是九成新。

梁桂春把衣服拿回病房，要給思琪換上，可思琪說什麼也不願意。梁桂春也不逼她接受，就把那些衣服一套套地整理好，搭配起來，不一會兒就鋪滿了兩張床。

精神科病房的生活太單一了。平時有點事，哪怕是哪個家屬來探望都會引起圍觀。這次，很多女患者都擠進屋裡，勸思琪試試。我去拉思琪的手，想把她從床上拉下來。她還是往後躲，但我明顯地感覺到，她的抗拒不是很厲害。我看屋子裡的人太多，沒辦法換衣服，就讓大家都回自己的病房去了。

梁桂春又去勸，這一次，思琪居然沒有拒絕。我和梁桂春交換了一下眼神，就開始幫她換衣服。整個過程中，思琪沒有掙扎。我們先幫思琪穿了一件黃藍色條紋寬鬆毛衣，然後配上一條米白色褲子、一雙運動鞋，她整個人就亮起來了。我們趁熱打鐵，又幫她試了一件粉色的蓬蓬紗裙。思琪站起來的時候，我不禁鼻子一酸，想起一句俗氣的話，「每個女孩都是一個公主啊。」梁桂春就像灰姑娘的教母一樣，把髒兮兮的思琪變成了美麗的公主，讓這個女孩有生以來第一次像個女孩。梁桂春很高興，她拍著手說好看，還拉著思琪要出去給大家看。思琪害羞地站著，不肯移動半步，我就慫恿她去照鏡子：「看鏡子裡那個女孩多漂亮！」

一路上，見到思琪的患者們都很興奮，她們讚歎著，有的開始起鬨：「陳醫生，給思琪照張相啊！」而思琪的媽媽從我們給思琪換衣服開始，她就一直站在人群的外圈，臉上沒有過多的表情。我從這個母親身上感受到的，更多的是一種壓抑的、複雜的東西。在不知情的外人看來，她可能還不如梁桂春。可她也幾乎是舉全家之力在給思琪治病。

思琪家在村裡開著一間小超市，這些年為了給思琪看病，全家人都折騰壞了。思琪爸爸沒了鬥志，超市、老人、小孩常常沒人管。很多人都勸思琪媽媽別管這個女兒了，畢竟她還有個小兒子——聰明，成績好，還懂事。但思琪媽媽就是不死心。聽親戚說我們這家醫院好，她就和丈夫商量，無論如何也要來試一試。從農村到我們這家醫院來治病，不符合醫保的報銷規定，得全部自費。但為了讓思琪重新開口說話，她還是來了。

06

搖身一變的思琪成了大家心中的寶貝。之前，每次外出活動，都穿著髒衣服，臉也沒洗乾淨的思琪往牆角一站，和周圍的環境混在一起，是個不起眼的小透明。現在，她穿著粉色紗裙，即使站在牆根底下，也是一朵粉嫩的玫瑰花。不僅女患者關心她，男患者也開始打聽這個小姑娘的情況。

平時外出活動的時候，患者們會打桌球、羽毛球。思琪會一點桌球，但她打得不好，不敢和別人玩。我有空的時候，就陪著她打一會兒。

思琪經常接不住球。球跑遠了，總有人主動跑去撿了再遞給她。一開始她還主動跑去撿，後來沒接住球時，她就站在那裡等別人送給她。

活動完的思琪小臉紅撲撲的。雖然還是不說話，但她會主動走到我面前來，站在很近的地方貼著我。或者，她會去找她「春姨」。

之前，思琪媽媽還會在思琪吃飯和吃藥的時候出現，現在這些事情全部被梁桂春包辦了。比如思琪想吃蘋果，她就拿著蘋果走到梁桂春面前，什麼都不說，梁桂春會很自然地接過來幫她削皮。思琪不像以前找她媽媽了。我也驚奇地發現，自從梁桂春來了之後，我就很少再聽到病房裡傳出思琪媽媽的聲音了。不知道是她不說話了，還是被梁桂春的大嗓門給蓋住了。

思琪的進步大家都看在眼裡，她的主動行為越來越多了。每天早上，我一進病房，她就跟在我後面一起去查房。我跟別的患者說話的時候，會問她：「思琪，妳說是不是？」她不回答，但是會笑著低下頭。我感覺她是想跟我說點什麼，就從辦公室給她拿了筆和紙讓她寫下來，但思琪沒接過去。我把紙筆放在她的床頭櫃上就離開了。我明明知道這樣做大概是沒用的，但內心深處還是在隱隱地期待什麼。

思琪是我們精神科病房裡最讓醫生們揪心的患者。她年紀最小，也是唯一一個不說話的。每天，我們的醫生、患者頻繁地和她說話，就盼望著她有一點進步。只要思琪還跟外界交流，就會離衰退遠一步，不會在小小的年紀就變成「蘑菇」。

每天負責打飯的人會跟思琪說：「思琪，跟我說話，我多給妳打兩塊肉。」

幫忙撿乒乓球的人會跟思琪說：「思琪跟我說話，我就把球給妳。」護士抽血的時候會說：「思琪，妳跟我說話，我就輕一點……」大家都熱切地盼著思琪開口說話。可是有時候太熱切的渴望，反而會成為一種阻礙。

07

精神科病房總是關著門，但裡面發生的事一點也藏不住。那天，病房裡好像喜氣洋洋的，思琪的媽媽笑聲很大，傳進了辦公室。我見護士王姐的臉上也笑盈盈的，便問她怎麼了，她也不回答。我去查房的時候，在走廊上看到梁桂春正領著思琪活動。她們一邊走，一邊好像在說什麼。

「思琪在說話？！」我突然反應過來。當時，師姐正站在我旁邊，她為了思琪的治療也費了很多心血。她突然使起勁來捏了一下我的手，我立即捏回去，也特別地用力。我倆簡直都快要跳起來了，但表面還是故作淡定地加入了梁桂春和思琪的談話。

「思琪，妳弟弟幾歲了？」

「思琪，妳最喜歡吃的水果是什麼？」

思琪一一回答，後來我才發現，我和師姐都流淚了。師姐問我，「哭什麼？」「不知道啊，是眼淚自己跑出來的。」我說。

護士王姐說，昨天梁桂春感冒發燒一直躺在床上，晚上吃藥的時候也沒來活動室。她給思琪分配了一個任務，把藥給她春姨拿過去。思琪拿著藥就走了，過了一會兒，她回來把藥碗還給護士。王姐看藥碗裡沒有藥了，隨嘴問道：「吃了還是扔了？」

「吃了。」

王姐又給兩個患者發了藥，才反應過來。王姐叫住思琪，她甚至感覺到了自己的聲音在顫抖：「真的，吃了嗎？」

「嗯。」思琪淡定地回答。

「思琪說話了！」王姐說，當時活動室裡所有的精神病患都興奮地尖叫，還有人連蹦帶跳的。我真想當時自己也在場啊。

思琪開口說的第一句話，其實是對她春姨說的。據梁桂春回憶，當時思琪端著藥碗去推她，她不動，只是懶懶地說：「妳叫我姨，我就把藥吃了。」

「姨。」

梁桂春吞下藥之後便躺下了，渾身痠痛的她居然沒有第一時間意識到，奇蹟已經發生了。

思琪從說話的那天起，開始慢慢建立與外界的聯繫。梁桂春幹活時，她能幫忙遞刷子、毛巾，甚至還去了活動室，跟大家坐在一起看電視……大家都覺得梁桂春「發燒有功」。

08

思琪住院快一個月了，六月初，她的症狀都沒有了。除了梁桂春，思琪在精神科病房多了好多姨，醫生辦公室裡經常能聽到她們聊天的聲音，還有笑聲。對這個小女孩，我似乎投入過多感情，總把思琪當成小時候的自己。我給她帶了一些書、畫冊，但思琪沒怎麼翻過。

「打開思覺失調症自閉的大門，發現裡面空無一物。」一位精神疾病領域的學家曾經這樣說。

思琪出院的那天，好像是個週五，爸爸和弟弟一起來接她。我終於親眼看到了思琪的弟弟。有好幾次查房的時候，我看到思琪媽媽正在跟兒子視訊聊天。她舉著手機，嘴裡不停地念叨：「寶貝，媽媽想你了，寶貝，媽媽愛你！」可眼前的這個小男孩和我想像中的不太一樣。他的衣服髒兮兮的，臉上有兩團「高原紅」，仔細看，耳朵後面也有一層泥垢。那一瞬間，我竟然有點放心了。

思琪的爸爸個子不高，衣服也皺巴巴的，渾身散發出一股濃濃的煙味兒。他還不到四十歲，頭髮已經有點白，像個小老頭似的。我能感受到這個男人承擔的壓力。聽到思琪叫「爸爸」，他特別激動，一個勁地和我們說謝謝。看著穿著粉色裙子的姐姐，小男孩不敢走過去。他躲在媽媽身後，又不時地探腦袋看一下。

「姨，再見！」思琪湊過去跟梁桂春道別。我在一旁看著，內心有點期待她倆熱烈地道別。可梁桂春經過一段時間的治療，沒有剛來時那麼誇張了。她不那麼容易情緒激動了，只是抱了抱思琪，說：「以後好好的啊！」思琪一家坐上汽車出了院門，大家都忙各自的事去了。沒過多久，梁桂春也出院了。

09

無論當初恢復得多好，患者過一段時間就會回來——這在精神科彷彿是一個定律。有個患者斷斷續續住院十多年了，他看著病房裡人來人往，跟我說：「這個地方有魔力。」他恨發病的自己，但在外面的時候又經常想念這裡的日子。還有個患憂鬱症的小姑娘，她說這裡像港灣，她說：「我快挺不過去的時候，就想著回來看看。」

差不多一年以後，醫院門口的樹剛剛發芽，思琪也回來了。思琪爸爸開的車，看起來比去年更舊了一些。他把母女倆送到就離開了。思琪媽媽和之前差不多，抹著口紅，在她的能力範圍內盡量做到精緻。天還有些涼，思琪穿了一件白色外套，裡面還是出院的時候穿的那條粉色裙子。只不過裙子上有不少深灰色痕跡，應該是吃東西沾的，洗不掉。

思琪媽媽說，上次出院回家後，思琪還是待在屋子裡不愛出門。他們原打算讓思琪繼續讀小學，和校長都說好了，但思琪去了幾天就不去了。怎麼勸都沒用。她生活上懶散，也不會照顧自己。家裡人都忙，也沒顧得上。不知道從哪天開始，思琪又不講話了。最近更嚴重，她睡不好覺，經常半夜喊叫。她走路也奇怪，總蹭著牆，落腳小心翼翼地，像怕踩著什麼似的。

「這是我們最後一次努力。」思琪的父母明確地表態。

思琪這次回來，我發現她媽媽有些不一樣。她不怎麼串門，總在病房裡陪著，言語溫柔許多。她學著去抱思琪，思琪也不抗拒。甚至連看護都說，她洗的衣服比以前乾淨多了。

大家都想複製上一次的奇蹟。經常有患者削好蘋果送給思琪，模仿梁桂春的做法，說：「我也是妳姨，妳叫我，我就給妳。」可思琪對這一切都很茫然，沒有任何反應。我沒事的時候就去找思琪聊天，問她還記不記得春姨，她不排斥我坐她的床，但也沒有給過我任何積極的回應。能夠治癒思琪的本就不是躁狂症，而是得了「躁狂症的春姨」，她的「春姨」不在，便沒人能再複製奇蹟。

一個多月之後，思琪的爺爺生病了，她媽媽不得不回家照顧家裡的生意。思琪開始一個人住院。過了一段時間，思琪爸爸沒有提前打電話就來了。他的左胳膊上別著一塊黑布，思琪的爺爺在幾天前過世了。他很快辦了出院手續，把思琪接走了。

之前，我就聽思琪的媽媽說過，她們家附近有一個機構，是養老院和精神科醫院的合體。只需要花很少的錢，就可以住院，而且醫保還可以報銷。我不知道思琪餘下來的日子會在哪裡度過，但我再也沒見過她了。

一位精神病患被另一位患者的「病狀」治癒，這是那年我們共同見證的奇蹟。但奇蹟終會過去，而一個精神病患的生命裡，往往有成百上千次病症的反覆。

思琪出院後不久，梁桂春也回來了。她平均一年會發病一兩次。我忍不住問她：「你還記得思琪嗎？」她說記得：「那個不說話的小姑娘嘛！」

「思琪又回來過一次。」我說。「是嗎？」梁桂春順嘴回應，然後幹勁滿滿地招呼我：「陳醫生，妳幫我搬一下這個桌子。底下太髒了，我得好好收拾收拾。」看著梁桂春，我再沒有多說什麼。

我們精神科的小樓後面有個小院，裡面是患者和看護們種的菜。曾經，躁狂的梁桂春看上了後院的一塊空地，說要開墾出來種玫瑰花，「那該多浪漫啊！」可是，直到梁桂春、思琪分別回到這裡，又再度離開，玫瑰花都沒有種下去。

那一刻我突然覺得，或許思琪就是春姨精神世界裡的一朵花，那朵沒能種下的玫瑰花。

貓爸爸

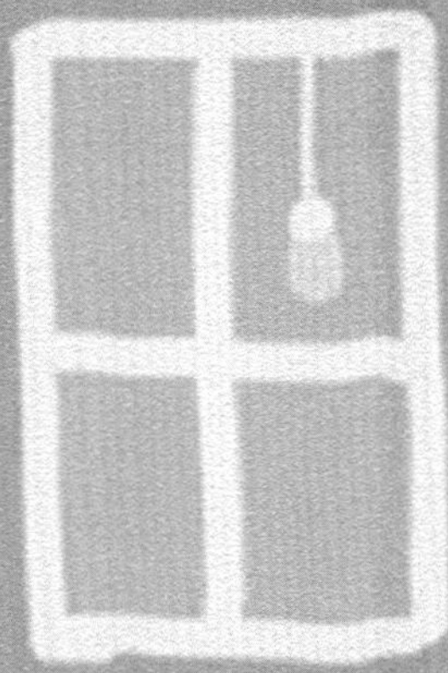

盧偉講述這段經歷的時候，沒有流露出情緒，我卻不自覺地咽口水，他當時的口渴和悲傷似乎傳遞給了我。

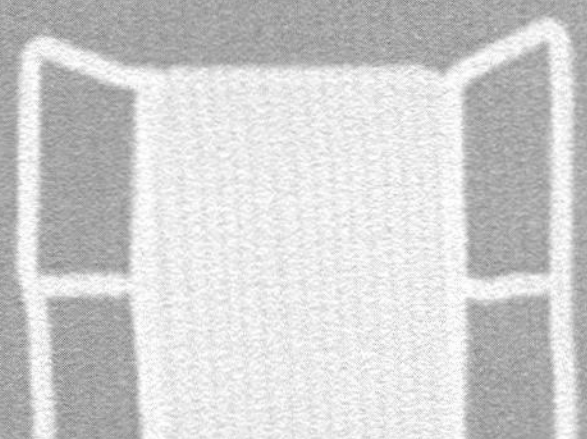

平常走到男病房的小鐵門前，我會聽到活動室傳出打牌、下棋、看新聞的聲音，有時還會有搶電視的吵鬧聲，感覺和社區老年活動中心差不多。

但有一天，我發現活動室極安靜，連整日開著的電視機都關了，只有一個從來不坐凳子的患者蹲在窗下卷旱煙。望著空蕩蕩的走廊，我意識到，幾個月來到處亂跑的九隻貓不見了。

二樓長長的走廊兩側分布著二十多間病房，常年住著四、五十名精神病患，此刻他們大多躺在床上一動不動，情緒極度消沉：有人睜著眼睛發呆；有人唉聲歎氣，對我說「胳膊擰不過大腿」；偶爾有起身活動的人，一直在踢牆根，牆皮都被踢掉了。原本熱鬧的病房一夜之間變得死氣沉沉。

我開始擔心，患者要出事。

01

我們精神科病房在醫院最深處，是一棟獨立的二層小樓。這棟白牆紅瓦的小樓被大樹包圍著，仿佛遺世獨立的小世界。任何外人想進入這個「世界」，都只能按門鈴，再由醫護人員開門。昨天下午，院長沒提前通知，突然來精神科大門口按門鈴。跟在他身後的是一個陌生人，去開門的同事被嚇了一跳。那人是院長的朋友，有親戚犯病，想先來科裡看看環境。院長帶朋友剛來到二樓男病房小鐵門前，就看到九隻貓正追逐、打鬧、舔毛，院長在走廊還差點踩到一隻小貓。老看護說，院長氣得臉色都變了。看到匆忙趕到的主任，開口就說：「你這病房要是不想開，明天就關了！」

來到「貓爸爸」盧偉屋裡，院長掃了一眼，發現散落在各處的貓窩、飯盆、水盆，聞到滿屋的貓味兒。他警告盧偉：再惹事就別來住院。平時盧偉是不怕院長的。院長因為腰椎受傷，背挺不直，患者們偷偷給他起綽號「羅鍋」，只有盧偉敢當面喊。但這次，盧偉怕連累主任和我們，沒跟院長頂嘴。他只是站在原地，一副叛逆少年被父親教訓的模樣。

院長下令把貓全抓走，之後還對我們科進行了全院通報批評。當天晚上後勤的人就來了。電工、鍋爐工、廚師手拿編織袋，在二樓到處找貓，一隻一隻數著抓進袋子。九隻貓被裝上車，放生到了醫院東北邊的山裡。抓貓時，盧偉他們就在一旁看著，有人嘴裡罵罵咧咧地抗議，但不敢把貓搶過來。那晚開始，不少二樓的男患者都不吃不睡，熬了幾個通宵後，都犯病了——

老田是個老好人，他總懷疑電視劇裡的對話都是針對自己的，整天仰著腦袋對著螢幕裡的人罵；老米是躁鬱症，多數時候都是輕躁狂，最近幾天他轉換成抑鬱發作，不再像往常一樣趴在窗邊喊「開飯了」，而是躺在床上抹眼淚，說活著沒意思，甚至還給老伴寫了遺書；老鄒有嚴重的幻覺，只相信腦子裡的聲音。他的幻覺好久沒出現了。結果在九隻貓消失的第四天，他動手打了人，非說看到對方欺負自己二姐。

精神科二樓的男病房終於不再是一片死寂。但這因患者「集體」犯病而引發的境況，卻令我無比悲傷。

之前我常來盧偉屋逗貓，看一會兒貓就感覺心都萌化了，會暫時忘掉煩惱。因為有貓在，盧偉和其他患者的精神狀態變得暫時穩定，病房的氣氛溫馨了不少。此刻，小貓們打鬧的畫面仿佛還在眼前，盆裡的水和貓糧都在，大紙箱做的窩裡卻找不到貓的身影。我心裡也有點難受，鼻子有點酸。

「貓爸爸」盧偉此刻用被子蒙住頭，蜷縮在床上。雖然是上午，但他房間黑咕隆咚的。他怕陽光，總是把淡綠格子窗簾拉得嚴嚴實實。感覺到我在靠近，他身子動了一下，再沒有反應。我坐到旁邊的空床上問他是不是在哭，盧偉從被子裡伸出腦袋說：「沒哭！」眼睛卻是腫的。

我一下意識到，這些貓回不來，這裡有些人可能就「好不了了」。

02

「貓爸爸」盧偉是我們精神科一個奇特的存在。二〇一〇年夏天，我來精神科上班的第一天，師姐叮囑我：別和盧偉走得太近。第一次跟主任查房，我有點興奮，也有點害怕。當時盧偉在活動室裡站著抽煙，我一眼就注意到了他。他身高一米七左右，略微有點啤酒肚，沒穿病號服，而是穿著乾淨的短袖白T恤。他沒有其他患者遲緩的動作和呆滯的眼神，渾身帶著股傲氣，似乎瞧不起所有人。他遞給主任一根煙，主任接過，問他最近怎麼樣。盧偉很自然地寒暄起來，感覺他們之間不像醫生和患者的關係，反而更像是朋友。

盧偉主動找我搭話，問我哪個學校畢業；正式留下，還是只是來實習。我不僅當時沒能分辨出他是否患有精神疾病，挺長時間後還是搞不清楚他到底是患者還是工作人員。

後來我了解到，這人的身分果然不一般。一九七五年出生的盧偉是個富二代，父親大概是他們老家那裡最成功的商人。盧偉擁有大多數人想擁有的一切，他衣食無憂，住大房子，有漂亮的老婆和可愛的女兒。盧偉的女兒曾來過我們科，才十五歲的小姑娘，身高已經超過父親，頭髮又長又直，像模特一樣，以致她都坐車走了，還有人趴在窗戶上看。

然而盧偉幾乎拋下這一切，主動住進了精神科醫院。

我心裡一直有個疑問：他住在這裡到底要幹什麼？直到我從同事那聽說了二〇〇八年盧

偉第一次來我們科住院時的情況。那時的他比我初見時囂張得多，經常在病房裡指揮其他人幹活。他用煙或零食支使其他患者給自己倒洗腳水、打飯、清掃屋子。有一段時間，他嫌廁所臭，就直接尿在瓶子裡，然後找人扔掉。他甚至在想喝酒時，讓看護帶酒進病房，導致那個看護被開除。為此他出了院，找朋友安排了新工作給看護。

主任不知道說過他多少次，要不是因為盧偉有「關係」，不用等院長發話，主任都想把他攆走。那個時候他看不起人，說話特別難聽，罵其他患者都是傻子。主任批評盧偉：「你聰明妳怎住著不走！」盧偉不說話了。

盧偉患有「酒精中毒所致精神障礙」。這是病理性的酒精依賴，主要表現是晨起飲酒，每天早上醒了就找酒喝。一天到晚基本上沒有清醒的時候。停止喝酒四十八到七十二個小時就會有戒斷反應：會手抖、渾身大汗、出現恐怖性幻覺。長期酗酒甚至會改變人格，變得極度自私，和犯了毒癮沒什麼區別。更糟糕的是，患者還會產生嫉妒、妄想，總是毫無理由地懷疑別人，甚至動手打人。戒酒一星期之後，身體上對酒精的依賴就沒有了，所有的精神症狀都會消失，看起來和正常人沒什麼區別。但時間長了，大腦結構會發生改變。盧偉完全符合這些情況。

其實盧偉可能是精神科裡最傻的人。他的病只要不喝酒就沒事，但他就是不長記性。多年來，他前後出了十幾次院。離開的時候，他狀態不錯，胖了十幾斤；回來的時候則是不健康的瘦，一副肝病面容，臉發黑，顴骨發紅。每次他都是因為醉酒被抬著上樓，回到他獨自居住的三人間。

每天早上九點查完一樓的女病房，我都會拎著一大串鑰匙，放緩腳步走上發出吱呀聲的紅漆木樓梯，打開男病房的小鐵門，行走在長長的走廊上，進出患者的屋子。精神科的小樓太老了，雨天會漏水，一些地方的牆皮已經脫落，上面留下了淺黃色的浮水印。盧偉的屋子比較窄，裡面有三張並排的床，他把空著的兩張床用白床罩蓋住，去掉了被子和枕頭。自己就住在離窗戶最遠的床上。屋裡見不到太陽，無論天氣多好，都拉著窗簾。他帶了不少金庸的武俠小說，在床頭櫃上碼成排，另外還有些雜誌報紙。需要看書時，他寧願開燈，也不拉開窗簾讓陽光照進來。

在我看來，盧偉在精神科二樓的男病房裡，為自己打造了一個舒適的獨立世界，只不過之前這個世界裡只有他自己。後來，他有了一群「貓孩子」。

03

貓剛來的時候只有一隻。二〇一三年三月初，路邊的積雪還沒化完，下午，看護帶著患者們去醫院的大澡堂洗澡。盧偉最先洗完，站在外面等大家時，看見草叢裡有隻貓在對自己叫。

這隻貓可能是狸花貓和其他品種串過的，身上大部分是狸花貓的花紋，肚子上有一片軟乎乎的白毛，頭頂和尾巴有一段黑毛。

看著受凍的貓，盧偉心軟了。他用換下來的髒衣服把貓包住，悄悄帶回自己屋。醫院不允許養貓，盧偉獨自住在三人間，這是他在我們科的「特權」。雖然每間病房都沒有門，但其他患者都不會隨便進來。他找了一位熟悉的看護，要來裝藥的大紙箱，把一件毛衣放在裡面做成貓窩，在自己的床下偷偷養貓。他又找來塑膠盆裝水，把一個不用的鋁飯盒當食盆。最後還鋪了報紙，讓貓在上面拉屎。

雖然沒多少人來他的屋子，但在精神科這個封閉的環境裡很難有什麼祕密。患者們的生活即使是十年也如一日，往往一點小改變在這裡都會變得非常明顯。養貓的當晚，就有患者反應聽到貓叫聲，但因為醫院被大樹和野草包圍，深夜裡不只能聽到野貓叫，不同季節還能聽到蛙鳴、鳥叫。看護也沒在意。

第二天中午，老鄒、老米、老田三個人首先發現了盧偉的祕密。他們在盧偉出去扔報紙時，找到了那隻狸花貓。於是盧偉讓三人一起來屋裡，興奮地討論怎麼養。第一件事就是起名字。這四個男人一開始叫它「二嘎子[2]」，那是東北話版《貓和老鼠》裡湯姆貓的名字。後來經老看護指點，他們才意識到「二嘎子」其實是隻母貓，而且已經懷孕。四個男人七嘴八舌地改名，想起雪村唱的《東北人都是活雷鋒》，他們喜歡最後那句「翠花，上酸菜」，於是貓有了名字——翠花。

因為翠花，平常不愛搭理人的盧偉和病友們成了朋友。收養翠花約三天後，我跟主任上樓查房，正巧看到老鄒從盧偉屋裡出來，當時他的表情有些不自然。我很少看到盧偉房裡有其他人，當時就覺得有問題。等主任查完房下了樓，我又返回盧偉屋，發現了翠花。盧偉並不打算對我隱瞞，他臉上帶著笑，對自己給翠花布置的新家很得意。

「東西備得挺齊全啊。」我笑著說。盧偉一臉驕傲：「那當然！」

看著正常得不像精神病患的盧偉，我會有種恍惚的感覺：明明他只要堅持不喝酒，生活就會比普通人好太多，但他拋下妻女，長年住在精神科；而當他看向翠花的時候，眼神裡總

2 有淘氣的意涵。

帶著溫柔，臉上是得意的笑容——似乎在這個周圍全是重症精神病患的地方，只要有貓，就比在外面更幸福。

04

我決定先不主動告訴主任「病房裡有貓」，我覺得養貓對盧偉也許是件好事，只是有點擔心祕密藏不住。買貓砂盧偉都要「賄賂」看護，怕引起注意，看護會把貓砂分裝成小包，一點一點往病房裡帶。盧偉養貓沒兩天，師弟就悄悄問我知不知道樓上的祕密。大約一週後，科裡除了主任，都知道翠花就在盧偉屋裡。

翠花集萬千寵愛於一身，她有四個「爸爸」，盧偉是親爸，其他三個是乾爹，他們每天換著花樣給翠花弄好吃的。當時患者每個月只交三百元的伙食費，奶和蛋要單獨花錢訂，盧偉會每天訂兩個雞蛋給翠花。翠花不負眾望，長得胖胖的，肚子也在整層樓男患者的注視下一天天大起來。每天查完房，我都要看看翠花，和大家一起盼著牠的孩子出生。

那段時間，我隱隱覺得病房裡最活躍的幾個人眼神不再呆滯，有了笑意。病房裡的氣氛發生了微妙的改變，有一種溫柔在流淌。盧偉對翠花最用心，每晚要看看翠花才能睡踏實。

病房裡的患者大多結過婚，用他們的話說，他們照顧翠花比當年伺候懷孕的媳婦還認真。

一個多月後，翠花生了八個孩子。盧偉他們恨不得在屋裡拉個「英雄母親」的橫幅來慶祝。在遇到翠花以前，盧偉沒有養過貓，不知道小貓應該喝羊奶。他讓看護成箱成箱地買牛奶，給翠花和孩子們補充營養。小貓能吃肉以後，只要食堂做溜肉段，二樓一半的病房都會把肉留給翠花和它的孩子們。在大家的照顧下，小貓們開始滿走廊亂跑，就像毛茸茸的小精靈，可愛極了。盧偉的屋子不再是其他患者不敢踏足的「禁地」，常有人來看這一屋子小貓。盧偉的臉上會露出父親般慈祥的微笑。

因為盧偉的身分特殊，加上翠花來了之後，病房裡的氛圍柔和了很多，也給管理帶來了好處，主任默許了盧偉養貓。平時，翠花和孩子們就住在盧偉病房中間的那張床下。那裡放著從藥房要來的大紙箱子，裡面有毯子和不知誰帶來的貓咪玩具。紙箱開口朝著盧偉的床，旁邊放著兩個塑膠碗，分別裝著水和貓糧，鋁製飯盒裡放著大家省下的肉菜。靠窗的床下也有大紙箱，剪到二十公分高，裡面鋪著貓砂。床上擺滿了整袋的貓糧、貓砂，還有奶和罐頭。

擔心屋裡的貓味兒，怕光的盧偉雖然堅持把窗簾遮得嚴嚴實實，卻成天開窗戶通風，盡量讓屋裡的味道小一些。一陣風吹過，陽光就會從飄動的窗簾間擠進來。

我也在這些縫隙裡，漸漸看到了盧偉的內心世界——那個總是把窗簾拉得嚴嚴實實的小房間。

05

盧偉的父母經常吵架，小時候的他總會用被子把自己蒙起來，然後捂住耳朵。盧偉始終忘不掉，父母離婚後，母親把自己交給父親的瞬間。那是小學二年級的暑假，母親把他送到工廠外，讓盧偉自己進去找父親。盧偉曾經跟父親來廠裡玩過，但是那天眼看著母親轉身離開的他，就在工廠大門對面呆呆地站著，從烈日當頭，一直站到夕陽西下。他看著大門，就是鼓不起勇氣穿過不寬的馬路，走到守衛那裡說出父親的名字。他記得自己很渴，渴到連口水都分泌不出來，嘴唇都黏到牙齒上。他特別想哭，又告訴自己：「男子漢不能哭」。

那天就像一個夢，始終徘徊在盧偉心中。哪怕人到中年，他依然無法從這個夢中掙脫。盧偉已經忘記，當時自己是怎麼見到父親，又是怎麼跟父親回家的。他講述這段經歷的時候，沒有流露出情緒，和平時一樣聲音很低。我卻不自覺地咽口水，他當時的口渴和悲傷似乎傳遞給了我。直到現在，盧偉都不敢看太陽，陽光刺眼的時候，他會覺得口渴。他說，那種渴的感覺，喝再多水也不能緩解。日落時，總有強烈的悲傷像浪一樣打過來，他想嚎啕大哭，又覺得男子漢不能哭。盧偉睡覺時，常用被子蒙著頭，我不知道他是否會躲在被窩裡哭。

盧偉的羽毛球打得很好，有天傍晚五點多，我叫盧偉去院子裡打羽毛球。他有點猶豫，但還是來了。打了沒一會兒，他就出了好多汗。開始我還嘲笑他，後來他乾脆不接球了，只是原地站著。我才意識到，掛在天邊的夕陽又擾亂了他的心。打球前，他特地挑了面朝夕陽的位置，大概是想挑戰一下自己。看著他滿頭大汗，一副不知所措的樣子，我眼前好像出現了那個小學二年級時的小男孩。

我讓他上樓休息，他艱難地爬木樓梯，感覺用掉了全部力氣，完全沒有平時的靈活勁。盧偉進屋就在床上躺著。晚上八點發藥，我上樓看他，他還是一動不動。盧偉母親離開不久，他父親辭職「下海」去了深圳，後來又帶著錢回老家承包礦山，成了當地有頭有臉的人物。他父親外出做生意那些年，把盧偉託付給一個「鐵子」，這人後來成了盧偉的師父。師父是火車司機，跑長途貨運，一出車就是十來天不在家，回家就喝酒。師父總說師娘出軌，不出車的時候就跟蹤師娘。家裡肥皂被人動了，屋裡有煙味兒，全成了捉姦的線索。師父還常把盧偉拉到一邊，問家裡有沒有野男人來過，但盧偉從來沒見過。後來師父師娘吵架升級，離婚了。現在想來，盧偉的師父應該有好發於酒精依賴症患者的「嫉妒妄想」。

盧偉上初中時，跟師父喝了第一杯酒。他告訴我，自己突然覺得那種縈繞在心裡的口渴感消失了。他第一次喝醉，童年時父母留給他的陰影也模糊了。之後盧偉經常和朋友們喝酒，只要喝醉，所有的壓力、彷徨、痛苦就都沒了。他覺得自己的思路變得非常開闊，之前無法做出的決定喝醉後就能馬上做出。喝酒，並且喝醉，成了盧偉今後人生中最重要的事情。

盧偉成績不好，勉強考上了職高，畢業後父親讓他跟著自己幹，沒幾天他就不去了。那時父親已經有了其他女人，生了個比他小十八歲的弟弟。

沒有工作的盧偉偶爾跟著師父跑車。父親託人把盧偉安排進了鐵路，就跟他師父搭班。這對相依為命的「父子」經常喝得酩酊大醉。這樣的狀態持續到盧偉喜歡上一個女孩。他從師父家搬出來，結了婚，生了個特別可愛的女兒。然而自己組建的家庭並不能撫平盧偉的傷痛。

在他心中，小學二年級的自己依然站在工廠大門外，被烈日炙烤，口乾舌燥。

06

二〇〇三年，盧偉第一次來我們科，是來照顧師父的。師父已經是肝硬化晚期，肝性腦病、腹水，肚子大得不行。一次抽腹水就能抽出三千毫升。他還有很多精神症狀，說胡話，到最後連盧偉都不認識了，總說有人追殺自己。

當時師父住的病房就是後來盧偉住的三人間。害怕師父墜床，盧偉把兩張床並在一起，自己就住在另一張床上。打點滴的時候，師父經常亂動，盧偉就一直在旁邊握著師父的手，直到結束。他每次都要握三小時左右，廁所都不上。師父一直有幻覺，有時候會打人罵人，盧偉就讓他打。直到後來，師父連翻身都困難了，完全依靠胃管維持。盧偉會給他定時翻身，按摩身體。就這樣伺候了幾個月，盧偉把師父送走了。這件事給當時的醫生、護士留下了極深的印象，老田、老米這些老患者也都看在眼裡。所以即使盧偉欺負人，他們也不討厭他，因為他們知道盧偉本性不壞。只是大家沒想到，盧偉重複了師父的老路，五年後也住進了精神科病房。

二〇〇八年，盧偉三十三歲，他喝酒後開始嘔血，查出了肝硬化早期。醫生跟他說，必須戒酒。盧偉主動來到我們這裡。他不敢喝酒了，但因為戒斷反應，他開始手抖、渾身出汗，聽到走廊裡的聲音就害怕，常常哭。

第一次來，他決心戒酒養好身體，回去好好過日子。家人都很介意「精神醫院」這幾個字，打算把盧偉送去療養中心。他堅決反對，就是要來我們這兒。

老米每天都趴在窗邊看外面發生的一切，他還記得盧偉第一次來的場景。那天來了好幾輛豪車，老米興奮地叫大家去看，二樓窗戶上趴了一溜兒人。盧偉從車上下來，還算精神，背著個包，後面還有人拉著他的箱子。剛開始老米就覺得盧偉眼熟，又不敢認。盧偉獨自住進三人間，也不跟大家說話，整天拉著窗簾，開著燈，躲在床上看武俠小說。盧偉只待了一兩個月，回去沒多久，又回來了。老田說：「酒蒙子[3]都這樣，沒臉。」二〇〇九年年末，盧偉離婚了，他說自己喝上酒就變成另一個人，最終有一天，他在家喝酒時，老婆說再喝就離婚。盧偉什麼都沒說，只是從冰箱裡又拿了一瓶酒。

我問盧偉，喜歡喝酒之後的自己，還是不喝酒的自己。他說：「喝了酒的自己。」每天早上起來，他都告訴自己，「只喝一瓶」。結果喝了一瓶後，他就數不清後面喝了幾瓶了。他喜歡看金庸的小說，最能理解喬峰[4]無處可去的痛苦。因為盧偉的屋子總是很暗，聽他說話，想像他描述的畫面，都會讓我覺得恍惚。他說：「武俠就是一個夢，生活太苦了，醒了又幹嘛呢？」

翠花和八隻小貓被抓走後，盧偉除了抽煙就是睜著眼躺在床上。他不看小說，也不和人交流，整天失魂落魄的。每次看到我，他只是打個招呼，不願聊翠花。我不知道怎麼安慰他。

一天下午，他一個朋友來病房，說要請假帶盧偉出去洗澡。醫院規定帶患者出去要簽保證書。一般直系親屬來我們才會同意，朋友來是不讓帶走的，只有盧偉可以破例。東北人喜歡去澡堂，以前這個人也帶過盧偉出去泡澡、吃飯，每次都是準時回來，我也就同意了。那天晚上盧偉很晚才回來，開門的時候，我聞到他身上有濃濃的酒味兒。「你不想活了？！」我質問他。這幾年盧偉都是喝得難受了才住院。他的肝硬化加重了，胃也有大潰瘍，嘔過很多次血。外科醫生跟他說，如果他再繼續喝，就只能胃大切。切了胃，肝又不好，以後的狀況真的不敢想。

盧偉舌頭都硬了，醉醺醺地跟我說：「活著有什麼意思！」看護帶著幾個人把他抬上

3 指嗜酒如命的人。

4 《天龍八部》的主角之一，他武功蓋世、行俠仗義，卻在人生巔峰被揭穿是惡人之子兼敵國後裔，忠義兩難存。

樓，其他人看盧偉喝成這樣，已經見慣不驚了。我生氣地對他朋友喊：「你不知道他啥毛病啊！你帶他走的時候跟我保證了什麼！」那個朋友覺得理虧，一個勁道歉，說自己攔不住他。

當了多年精神科醫生，我同情病房裡的很多患者，覺得是命運戲弄了他們，是老天不公平才讓他們受此劫難。但我一點都不同情盧偉，我對他說：「我覺得你活該。你自己不願意醒，誰也拿你沒有辦法。」第二天早上，盧偉覷著眼睛看著我說：「陳醫生，我想清楚了一件事。我不能在這裡躲一輩子，我還是得出去。」「一定要喝了酒才能想清楚嗎？你出去要是再喝，真會沒命。」盧偉說自己不能一輩子都活在夢裡。

養翠花的這段時間是他這輩子心情最好，感覺最踏實的幾個月，他有了牽掛，有了寄託。盧偉覺得，自己應該出去照顧女兒。「我也看不起我自己，但是這一次，我走了就不回來了。」

盧偉給自己定了個任務——減肥十公斤。減不下來，就不離開醫院。他讓朋友送來iPad，裡面下載了很多減肥影片。這還引起了其他患者的嫉妒，一時間好多人都讓家裡人買。但是病房裡沒有 Wi-Fi，如同想抽煙得找看護借火，他們想看點什麼，也得找護士或看護幫忙下載。

因為翠花的離開，原本為翠花準備的東西都被拿走了。盧偉把另兩張床推到邊上，挪出一片空地，開始跟著影片跳操，早晚各一遍。我看過他跳操，非常認真，汗水打濕了地面。他真的開始瘦了，之前挺著的一點啤酒肚也漸漸消失。在他的帶動下，病房裡好多患者、護士和醫生都跟著一起跳操。他的三人間裝不下這些人，大家就把跳操的場地挪到活動室。

不到兩個月，盧偉真的減下十公斤。盧偉去跟其他人告別：「我這次走，就再也不回來了。」翠花的三位乾爹來送他。老田讓他「出去好好過」；老鄒讓他「別回來了」；老米因為翠花的事情，一直沒從抑鬱狀態走出來，送盧偉的時候，一直在抹眼淚。

盧偉離開一個月後，有一天我上樓查房，站在活動室門口往裡看。固定在牆上的老式電視機在放電視劇，老田找不到遙控器，踮起腳按鍵換頻道；老鄒和一個患者在下象棋；老米終於從抑鬱裡走出來，樂呵呵向我打招呼。換完頻道，老田走過來跟我說：「盧偉走一個月了，這次怕是能挺過去吧。」一個月是個坎，盧偉從第一次住院開始，每次出院不到一個月就會回來。我覺得這次他真的下了決心，應該能行。老米湊過來說：「盧偉還得回來。」老鄒也覺得盧偉還得回來：「人強不過命。」

很多人認為精神病患沒有理智，其實這是偏見。他們只是在發病的時候才會失去自知力[5]，分不清現實和幻覺。聽著翠花乾爹們的討論，我也不知道說什麼，只是盼望盧偉能從那天下午的夢裡走出來，畢竟他的母親已經離開他快三十年了。

08

一天下午，主任接了個電話，讓看護把三人間收拾一下。盧偉又被抬回來了。他回家將近一週，又開始喝酒。一旦開始，他基本就不吃東西，不喝水，只喝啤酒。一天兩箱三箱，最多再吃一點點花生米。

發現盧偉酒後的狀態不好，父親讓他戒酒兩天，兩天後他出現了嚴重的戒斷反應。他說有人對自己開槍，躲在被子裡瑟瑟發抖；還把枕芯掏出來，說翠花就藏在裡面；一會兒又開始號啕大哭喊媽媽。打了針後，盧偉稍稍安靜，縮在被子裡發抖。又過了兩天，盧偉上廁所時突然暈倒，我們這才發現他有胃出血。

院長帶著其他科的醫生來會診，和盧偉父親在我們科的辦公室商量。當時盧偉的血紅蛋白不到六十克，連正常人的一半都沒有。如果保守治療止不住出血，只能手術。他還有嚴重的精神症狀，不知道能不能挺過去。

父親來到屋裡看盧偉。這個頭髮花白、個子不算高的老男人，平日哪怕不說話，都讓人覺得氣場十足，一看就是主持大事的人物。他俯身摸了摸盧偉的臉，然後向護士請教如何看監護儀上的數字。他躺在了旁邊的單人床上，頭枕著手臂，側著身子，默默注視縮在被子裡的盧偉。在他面前，這個快四十歲的男人似乎在母親離開後就停止了成長，當他脆弱的時候，委屈的時候，孤單的時候，就會變成那個在父親工廠門口，不知所措地站在原地的小男孩。

一週後，盧偉的身體指標逐漸恢復正常，他又拿起了不知道看了幾遍的《天龍八部》。我問盧偉：「怕了嗎？」他放下書說自己不太怕死，但捨不得女兒。他腦子裡有好多個場景，但分不清真假，其中一個是他出校門，母親在馬路對面看著他，一直跟著，卻沒走上去和他說話。我覺得影視劇裡好像有這樣的場景，他應該是記混了。常年喝酒的人是有「錯構」的，會分不清事情的時間地點。但我不忍指出。

我問盧偉：「以後還走嗎？」盧偉說：「這次不走了。」後來不知道盧偉是怎麼和主管那邊商量的，沒過多久，他父親送來一隻灰色的英短貓，怕貓懷孕，選了隻公貓。貓送來以

---

5 對自己精神狀態的認知能力。

後，翠花的三位乾爹又來幫忙了。這一次，條件不再簡陋，同時帶來的還有漂亮的貓屋，各種養貓需要的東西也不再需要遮藏。

因為是公貓，「二嘎子」這個名字終於能用了。我說這貓看起來很傲慢，和這名字不配。他們倒不介意，經常在走廊裡「二嘎子、二嘎子」地大喊。我常看到盧偉坐在床上看武俠小說，二嘎子則團成一團，趴在被子上。盧偉翻書的時候會下意識地摸一下二嘎子。只是他屋子裡的窗簾依然拉得嚴嚴實實，很少有陽光照進來。

看著盧偉和二嘎子，我想起另一個養貓的朋友。他的貓之前總在飯店周圍流浪，每天撿垃圾吃，後來去了他家，吃上貓糧，就再沒翻過垃圾桶。要知道，多少貓都有過這個壞習慣，很難改。我倒覺得，或許是貓也知道垃圾不好吃，現在過上好日子了，那些艱難求生的過往就可以邁過去了。

盧偉的坎兒[6]是母親離去，那之後他的成長、人生都停滯了。他反覆努力想邁過自己的過去，失敗了就酗酒，養好身體再繼續挑戰。最後他發現，躲進精神科醫院是最好的選擇。在這裡，他最不痛苦。這樣未嘗不可，只是他在外面的世界本可以擁有許多，比如妻女、父親、優渥的家庭。

或許，盧偉也可以和這些毛茸茸的小傢伙學一學——貓的記憶力很差，只會不斷遺忘，唯一記得住的事就是：好好活下去。

6　陷入噩運或窘迫的處境。

自殺60年

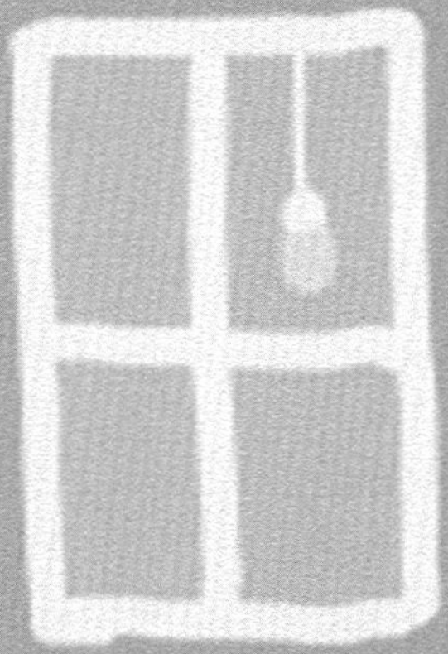

我們這一生，遇到愛並不稀罕，
稀罕的是——遇到理解。

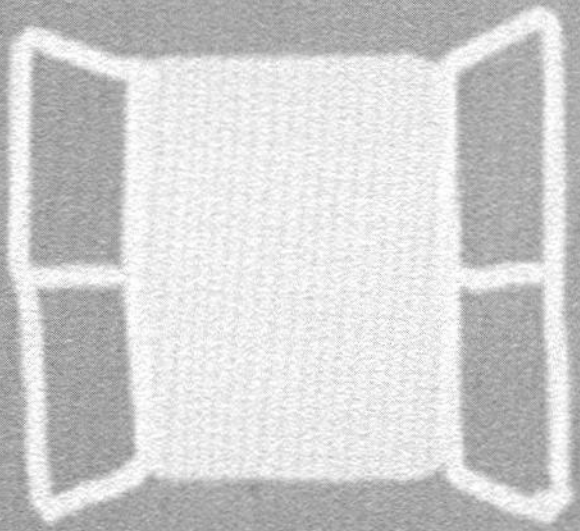

作為精神科醫生，工作十年，我聽患者說得最多的一句話是：活著沒意思。在正常人的觀念裡，不活了是一件很可怕的事情，光是「想到」都很危險。但我聽得太多了，而且還真遇到過一個把「不活了」當成生活常態的病患。

01

和很多人想像的不一樣，精神科病房給我的最大的感受就是安靜——敲鍵盤的聲音，日光燈電流的聲音，偶爾在座位上伸個懶腰都會引來一通關注。時間在這裡會被拉長，人們常常會有「時空穿越感」。門診大樓偶爾有新患者歇斯底里地喊叫，但很快會被各種嘈雜蓋過去。我在門診的時候，經常會覺得周圍有好多「信號」，雜亂無章，找不到頭緒。我在病房和病人待在一起反而會靜下來，感受到生活裡更多的東西。

二〇一六年九月的一天，下午兩點多，門診打來電話，說收了一個男患者，年齡比較大，腿腳不是特別靈活，讓病房的人去接一下。我們醫院是個挺大的綜合醫院，樓多，精神科病房在醫院最不起眼的角落，很多工作了幾年的醫生護士都找不到。所以如果患者年齡大了，門診就會打電話讓我們去接，省得病人來來回回折騰。

我打開醫院系統，查看這個即將入院的病人的資訊，他的名字一下子就把我吸引住了——章月樵。「白髮漁樵江渚上，慣看秋月春風……古今多少事，都付笑談中……」我的嘴裡念叨著，腦海中出現了一個高瘦、白髮、長須、穿長衫站在船頭的古代世外高人的形象，有著看透人世的豁達。給章月樵大爺起名的一定是個非常有學問的人，我心裡這樣想。沒多久，看護就領著大爺進了辦公室。

大爺果然很高，非常瘦，像竹竿一樣，滿頭銀髮。因為瘦，臉頰凹陷，顯得眼睛特別大，但沒有神。嘴唇很薄，表情痛苦又強忍著，甚至讓人覺得有點「咬牙切齒」感覺。他身體輕微顫抖，但站得很直，維持著一種莊嚴感。旁邊攙扶著他的老伴只到大爺的肩膀，和竹竿一樣的大爺比起來，好像站在「1」旁邊的「0」，圓墩墩的，看起來非常慈祥。

大爺坐下後並沒有像很多患者那樣立刻開始講自己的病情，而是轉頭看向老伴。老太太也慢慢坐下，從背著的包裡拿出一個三十二開牛皮紙封面的筆記本，戴上老花鏡，開始逐項給我講大爺現在吃的藥、服藥方法、時間，吃完藥之後的反應，等等。我接過那個筆記本後驚呆了，上面用非常工整的字跡記錄著大爺的每一天：早上起床時的血壓、心率，每一餐吃了什麼，甚至連每天的大小便都有詳細紀錄。當醫生這麼多年，我經常要求患者或者家屬記錄下吃完藥的反應，試圖從每一天的生活，找到發病的規律，這樣可以有針對性地處理症狀。但看到那個寫得密密麻麻的筆記本，我內心還是無比震撼。老太太真的是像對待藝術品一樣對待大爺，我甚至能透過那些字感受到她內心的小心翼翼和理所當然。我立刻調整了坐姿，正了正腰板，內心對老太太生出敬佩之意，「姨，您以前是搞科研的嗎？」我好奇地問。老太太不好意思地笑了笑，說自己退休前就是個普通的工人。

那天下午，我花了很長時間採集大爺的病史。我有很多話要說，又不知道該說些什麼。那些以前在書上讀過的大事件、人物都從書上跳了出來，活生生站在我面前。大爺的一生把它們全部串起來了。

02

給大爺起名的確實是一個讀了很多書的人。大爺的父親是個國民黨的大官，不是帶兵打仗的那種，是文官。祖輩再往上，也是做官的讀書人。大爺一生下來就是名符其實的少爺。那是一個很大的家族，經常有人來家裡拜訪，爸爸會陪著吃飯，商量事情，媽媽會跟那些人打麻將。他自己去學校上學，也有先生來家教書。雖然那個時候全國都在打仗，但家裡還是有很多傭人，一切如常。我想起電影《太平輪》裡的場景，前方在打仗，後方在開舞會。

大爺童年的記憶模糊、混亂，經常想不清楚哪件事在前，哪件事在後。一九四八年，戰事趨緊，家裡也突發變故，爸爸沒說一聲突然就一個人去了臺灣。那年大爺十歲。家裡接到消息亂成了一鍋粥。父親突然走了，大爺一家沒人做主，先是在分家上被欺負。伯伯和伯母把他們一家從大房子攆了出來，母親帶著他們兄妹五人搬到了很小的地方住。緊接著是逃難，輾轉多地投奔親戚。關於這一段，大爺不斷重複的就一句「被欺負」。

從十四歲開始，大爺的記憶變得異常清晰。那一年，大爺上中學。這個從小養尊處優的少爺在流離失所中學會了忍氣吞聲，在學校裡隱姓埋名，從來不敢惹事，連話都不敢多說，更不敢跟任何人提及自己家裡的事。

但不知道怎麼的，他還是得罪了兩個男孩，一天被堵在了回家的路上。兩個男孩扇他耳光，用腳踹他，還讓他下跪。少爺出身的大爺哪裡經歷過這些，除了被打的痛，一種強烈的屈辱感也溢滿心頭。但是他不敢反抗，都一一照做了。兩個男孩打完他，還威脅說以後小心點，否則見他一次打一次。大爺當時每天都戰戰兢兢的，不知道自己犯了什麼錯。從那以後，他上學不敢走平時走的大路，而是走一條需要繞過墳地的小路，這樣就不會遇到那兩個男孩了。即使這樣，他前後也被打過三次。

他們為什麼要打你呢？我問。即使事情過去六十多年了，大爺回憶起來還是非常痛苦，嘴唇和手指一直顫抖，半天才告訴我：「不知道，不敢問。」

我猜想，可能是大爺成績優秀，再加上身上不小心流露出的那種少爺的優越感惹毛了那兩個男孩吧。

從那時候開始，大爺一整晚一整晚不敢睡覺，稍微有一點聲音就會覺得心驚肉跳的，回家也不敢跟任何人提起。有一天，大爺在路過那片墳地的時候，無意間讀起上面的碑文，讀著讀著，居然開始羨慕埋在裡面的人。以前經過這裡他都非常緊張害怕，一步不敢停慌慌張張地跑過。那天，他突然不怕了。他開始觀察哪些墳有人剛剛來看過，哪些墳上已經雜草叢生。這片墓地成了大爺的「祕密基地」。在這裡，他會覺得自己是安全的。很多次，大爺都把這裡當成睡午覺的場所。

死亡從此不再是一件可怕的事情，而是一想起來就好像「回家」一樣溫暖的事。

03

住院以後，大爺和老伴的默契配合讓我們驚呆了。如果不是親自看見，真的很難相信。基本上大爺一個眼神，老太太立刻就知道他想要什麼，大爺都不用說話。比如大爺看一下杯子，老太太放涼的熱水正好可以喝，遞過去之前，老太太還會自己先試一試是否燙嘴。

有天去查房，老太太又拿出那個記錄的本子，開始跟我講大爺昨天晚上九點睡覺，到十二點就再也睡不著了。她把護士睡覺前交給她的藥給大爺吃了，然後大爺又睡了一會兒，大約凌晨四點醒來，就再也沒睡。她說完，我只是感歎：「你不用睡覺嗎？」老太太說習慣了，在家也是這樣，大爺一翻身，她立刻就會醒過來，然後開始記錄時間。大爺看上去非常心安理得，彷彿一切就應該是這樣的。我內心感動之餘，還是覺得有點不舒服：很難想像一個人會完全為了另一個人活著，這是怎樣一種感情？

老太太這種細緻入微的照顧，他們兩人早就習以為常，卻在入院第二天就導致了隔壁床張大爺和張大媽的家庭矛盾。這邊老太太正跟我彙報大爺的情況，突然，隔壁床的張大爺把飯盒摔在了地上。張大爺也是憂鬱症，老伴平時在女兒家帶孫子，張大爺和誰都無法相處，平時就一個人在家住。他不在科裡住院的時候，每天晚上都要打很多遍我們的值班電話，問我們他剛剛吃了A藥，現在可不可以吃B藥。張大爺不吃醫院食堂做的飯，更不吃外賣，也拒絕坐公車，說裡面人多細菌多，怕生病。每次來住院，老伴都忍耐著他的喜怒無常，每天都來給他送飯。但是老伴每天辛苦送來的飯，張大爺又百般嫌棄。張大爺除了自己難受，也把身邊的每一個人都折磨得痛苦不堪。張大爺的老伴好幾次在我面前哭，說一人得憂鬱症，一家人都跟著受罪。自己委屈幾十年就算了，現在連四歲的孫子都得讓著爺爺。

「他怎就活得這麼自私呢？」張大媽的指控是我聽得最多的憂鬱症家屬的抱怨，抱怨他們沉溺在自己的哀傷中不願出來，完全看不到周圍人的付出。而現在情況更糟了。從章月樵大爺入院，張大爺就開始不願意在床上待著了，他非常焦躁，一個人在走廊裡走來走去。我們問起來他就說心煩，但是煩什麼他自己也不知道。顯而易見，看到自己隔壁床的老頭被老伴無微不至地照顧，他又羨慕又嫉妒，所有的情緒都發洩到了自己老伴送來的飯上了。張大爺摔飯盒的時候，他老伴正在水房洗水果，聽到張大爺的罵聲趕緊回了病房。張大爺立馬開始指責老伴做的飯從來沒有合過自己的胃口，她根本從來沒把自己放在心上，當初不知道自己怎麼鬼迷心竅和這樣一個女人結了婚，一輩子沒過過一天順心的日子……我趕緊上去勸。

好不容易張大爺不說話了，張大娘又不幹了，說：「你這個沒良心的，照顧了你一輩子，一句好話沒撈著，到頭來還埋怨。」最後，兩個人又一齊打電話給女兒，要辦出院，去離婚。沒想到一次查房居然變成了一場鬧劇。

張大爺當然不會和老伴離婚，他們會繼續相互嫌棄地過下去，和過去幾十年一樣。但章月樵大爺的老伴對他細緻入微的照顧，確實可以把任何家屬比下去。因為擔心類似的矛盾會再次發生，護士長把章大爺安排進了單人房。

04

那個因為害怕挨打，成天戰戰兢兢在墳地睡午覺的少年月樵在擔驚受怕中考上了大學。我不知道五〇年代能念大學意味著什麼，不過這對出身書香門第的月樵少爺來說，是理所當然的事。

上大學後，雖然沒有人再追在後面打他，但他還是不敢和任何人提起自己的父親，自己的身世。那段時間他越發小心，神經也越發緊繃，每次看地圖，看到自己父親逃去的地方，他都趕緊把眼睛挪開，好像生怕被人看穿。看到報紙上提及與自己身分相關的字眼，他也會趕緊把報紙藏起來。

終於，揣著巨大祕密的章月樵大學順利畢業，被分配到了東北一個廠當技術員。這一段是老太太給我講的。她說大爺來到廠裡，立刻引發了全廠上下的轟動。這個又高又帥的大學生看起來就和別人不一樣，器宇不凡，對人謙虛又有禮貌，雖然平時一言不發，但總可以輕易解決老師傅都處理不了的問題。所有的女工上班都偷偷看他，哪個女孩要是能和他說上一句話，回去都可以炫耀好幾天。

對於這些，大爺一點印象都沒有。他終日擔心的就一件事：自己的身世被揭穿。自己有一個「逃跑」了的父親，有時候，看新聞說哪裡又抓到了一個特務，槍斃了，他都覺得下回就輪到自己。

工廠和宿舍間有一條鐵路。有天大爺去上班，走到鐵路邊的時候想，如果就這樣死了，是不是就不用害怕了？這是大爺第一次想到不活了。以前非常痛苦的時候，他總是覺得死了就好了，從來沒意識到這就是「想自殺」，但那天，他真的躺在了鐵軌上。因為擔心被廠裡其他人看見，他沿著鐵軌走出很遠才躺下，閉上眼睛。

多數時候他都特別容易緊張，很小的聲音在他聽來都像打雷一樣。我經常聽到憂鬱症的病人說，聽到手機響都會渾身緊張，嚇一大跳。這個從醫學上解釋叫作「驚跳反應」，是憂鬱症的一個症狀。因為太過敏感，日常中的很多事情在憂鬱症患者那裡都會被放大，正常人可以很輕易耐受的不舒服，都會引起他們極度的痛苦。可那一次，青年月樵躺在鐵軌上的時候，他分明覺得自己內心特別平靜，暖暖的陽光灑在身上，他躺著躺著，竟然在鐵軌上睡著了。他好像找回了以前在墓地裡睡午覺的那種感覺。

小時候，他總是會找一個名字有意思的墳，想像那個人的一生是怎樣度過的，想著想著就睡著了。在夢裡，他以那個人的名義度過了一生。他說，黃粱一夢原來是真的，他真的在夢裡過了一生那麼長。醒來以後，有時候天都黑了，但是他不怕。

他在鐵軌上睡著了，那一覺是那樣香甜，應該是那些年來他睡得最香的一覺了。那時候火車少，睡醒一覺火車也沒有來，他就爬起來，再回廠子裡上班。

可幾年後，大爺不敢睡覺了。他開始記錄火車經過的時間，做了一個表，試圖找出規律，準備一步步實施他的「自殺計畫」。

05

就在大爺一門心思想不活了的時候，廠裡的女孩們還在為他春心蕩漾。女主管開始給他物色對象，問他喜歡什麼樣的女孩，給他介紹了幾個人選。他連看都沒仔細看，因為他根本不知道誰是誰，就一直把這件事拖著。後來主管急了，總來催他，他就從裡面隨便挑了一個。在主管正式幫他們互相介紹之前，他對那個女孩一點印象都沒有。大爺隨手挑中的女孩就是後來的大娘。

倒是老太太記得很多和大爺早期交往的經歷。有一次在食堂打飯，兩個人排隊排到了一起，飯盒還互相碰了一下；有一次打開水的時候擦肩而過，章月樵對她笑了笑。這些小細節對成天只想著「死」的人來說，怎麼可能記得呢？愛情到底是什麼？他們之間存在愛情嗎？他們是平等的嗎？這不是我能評論的。

終於，大爺找到了火車來往的規律，他決定好了要了斷自己。他在火車快來的時候，提前去鐵路上躺著。可一覺醒來，火車還是沒有來，他再一次失敗了。後來他聽說，那天火車壞在路上了。

可是這次「醒來」不一樣，大爺剛進廠區大門，就看到一個女孩在門口焦急地張望，看到他出現，突然放心了似的向他走過來，問他是不是生病了。他想了一會兒，才記起這個人就是主管給他介紹的那個女孩。他內心湧進一陣暖流——有人惦記原來是這樣的感覺。

那之後，他開始和女孩相處，很長一段時間，他不再想了斷自己的事了。無論他跟女孩說什麼，女孩都能理解。無論他做什麼，女孩都崇拜地看著他。幾個月後，他終於鼓起勇氣對女孩講起自己的身世。女孩沒有嫌棄他，於是兩人很快便結婚了。婚後不久，他們的女兒出生了。

06

大爺住院一週左右，我見到了他們的女兒。老太太不像其他家屬那樣會不斷跟我說自己的孩子有多優秀、在幹什麼，我只在大爺入院第一天了解家庭狀況的時候，聽說他們的女兒在國外工作。直到我在病房遇見，老太太都只是簡單地介紹，說女兒在國外的大學當老師。後來我才知道，章月樵大爺的女兒是一位非常優秀的學者。他們的女兒很瘦很高，看起來非常有學識有教養。即使是第一次見面，我也知道，那就是她了。我一進屋她就主動伸過手來跟我握手，然後自我介紹，弄得我反而有點局促。她說她常年在國外住，這一次回國開會，順便回家來看看。一家三口在一起，有一種明顯的疏離感。

在辦公室，我對章大爺女兒說出了我的感覺：「妳爸妳媽感情真好。」這位國外名校的教授苦笑了一下，跟我說：「是的，他們的感情特別好。」

我跟她說了那天隔壁床張大爺的風波。她說，她太理解自己父母給別人帶來的感受了。她從小就覺得自己是家裡多餘的人，父親是全天下最自私的人，只活在自己的世界，從來沒有管過她。母親呢，眼裡只有父親，也完全不管自己。她小時候有次得肺炎，發燒了，在家裡都沒人管，最後是隔壁阿姨發現了給送去醫院的。她說：「可能那天父親心情不好，母親擔心他又要自殺。」

因為父親睡眠不好，小時候自己是不被允許哭的。母親說有多大的委屈，受了多大的欺負，都不准哭，「哭了會打擾爸爸睡覺」。家裡的餅乾、罐頭，只要是好吃的，全都是爸爸的。她讀書的時候雖然成績好，但父母從來沒有表揚過自己，父母甚至都不關心她。後來長大了可以出國，她就申請出國了。她說，父母感情好對子女來說並不一定就全然是好事，「他們不會在孩子身上給一點注意力。」章大爺女兒的話讓我理解了為什麼她常年在國外不願意回來，這個三口之家湊在一起之後又為什麼會感覺疏離。對於自己父親的病情，女兒也表現得很冷漠：「我知道自己這樣說非常冷血，但是醫生，我爸的病就是我媽慣的！」

07

女兒出生以後，大爺依然睡不著覺，整晚整晚地睡不著。作為廠裡的業務骨幹，大爺被派去北京出差。他在北京看了專家，被診斷為「神經衰弱」，開了藥。睡不著的那些夜晚，他想的全是如何自殺。那時的他根本不會想到，這樣反覆且痛苦的過程居然會持續六十多年。而更讓他痛苦的是，就在那一年，大爺的擔心變成了現實。他的身分被發現了，接下來就是無休止地寫彙報材料。他要詳細彙報自己的過去，彙報與父親還有沒有往來，還要和父親劃清界限。

很奇怪，他說他對以前的事情記憶特別模糊。按理說，十來歲的孩子應該能記得很多事情才對。但他真的記不住了。可記不住他開始編。有一天，他彙報完問題，又是一晚上沒睡。第二天早上趁老太太去上班，大爺把自己之前攢的藥全吃了。

這一段老太太也講到了。她說她清楚地記得那一天上班的時候自己一直心不在焉，活幹到一半，旁邊的人一把推開了她——她才知道剛剛自己差點被捲到機器裡面去。她突然開始覺得心驚肉跳，顧不上上班，拔腿就往家跑。推開門，她發現了桌上的遺書和床上已經昏迷失去意識的大爺。她不知道自己哪來的力氣，背著這個比自己高一個頭的男人一口氣跑到了醫院。醫生說如果再晚一點，大爺就真的「過去」了。

大爺被救回來後來又幹過一回，可老太太像守護神一樣，總能在第一時間把他從死神手上搶回來。我想起那天查房的時候老太太說，「他一翻身，我就醒了。」對於大爺的各種反應，老太太已經形成條件反射了。在老太太一次又一次強悍的保護下，大爺終於活過了那些年。

一九八〇年代末，大爺終於可以給父親寫信了。距離父親離家已經四十年，當初承受父親不辭而別的小少爺如今已經五十多歲了。家族裡的其他人傳來消息，說跟他父親聯繫上了。大爺也開始寫信。那封信他寫了很久，刪了又刪，最後只是簡單講了講母親去世的那段日子，還寄去了自己現在一家人的照片。等了幾個月，父親回信了。父親在那邊已經又娶妻生子了，且病重，不願意再見面。大爺講的時候苦笑說：「大概因為怕分家產吧。」

收到信的那天半夜，大爺從家裡走出去，走了很久很久，從前經歷過的苦痛一起湧上了心頭——十歲前是養尊處優的少爺，之後流離失所，後來擔驚受怕，這一輩子，除了最開始十年是好好活著的，後來的日子都在為逃開自己的過去而活。而那個把他帶到這個世上來的人此刻就快要離開這個世界了。他早就記不清父親的樣子了，卻不能去見父親最後一面。

他反應過來的時候，自己已經來到河邊，在橋上反覆徘徊好幾圈了。就在準備跳下去的時候，他感覺自己被人一把抱住了——回過頭，是老伴。

老太太發現他半夜出門，就那樣跟著他走了一路。大爺也不知道老伴是怎麼做到的，但老伴就像老天給他派來的守護神，每次都能在關鍵時刻把他救回來。六十多年來，從十四歲的少年開始，到現在將近八十歲的耄耋之年，大爺一輩子想得最多的就是死亡。每一次，在接近死亡的時候，是他內心最平靜的時候。

你怕死嗎？我問大爺。他毫不猶豫地說，不怕。一個會被突然響起的細小聲音嚇得半死的人斬釘截鐵地告訴我，他不怕死。而且我能感受到，對於死亡，他甚至有些憧憬。

08

心理學上有一個解釋：憂鬱症的人是活在過去的。在大爺的心裡，他一直是那個養尊處優的少爺，只是歷史的變遷讓他經歷了從被捧在手心裡，被踩在腳底下，到現在他能在一個人的守護下，有尊嚴、體面地活著。

每天查房，老太太照舊會拿出她的小本子，很認真地跟我們彙報大爺吃完藥多久以後說心慌，又過了多長時間有點頭暈，躺了多久之後頭暈消失了……直到有一天查房，主任對老太太說：「姨啊，人不能活得那麼仔細。妳越是觀察妳有沒有心慌，妳就越會覺得自己心慌，妳越是想看看自己有沒有頭暈，妳就越覺得暈，越是想為什麼睡不著，就越睡不著……還不如就順其自然，該吃飯吃飯，該睡覺睡覺，該幹嘛幹嘛！」聽完主任的話，老太太看著自己的本子，不知道該說什麼。她每天認真堅持的東西可能真的強化了大爺的症狀，就好像他們女兒說的，「我爸的病就是我媽慣的」。但我看著老太太，突然有點於心不忍。我在想，如果有人說你做了一輩子的事情「其實沒什麼意義」，你會怎麼辦？你這一輩子還有意義嗎？

我沒有問過老太太，就這樣照顧大爺一輩子不委屈嗎？但其實我知道這個問題的答案——老太太說過，「那麼多人他一下就選了我，如果不是因為當時的情況，我這種條件的人怎麼可能跟他說上一句話？」

在旁人眼中，大爺和老太太似乎是兩個世界的人，他們的家世、背景、性格，甚至連外貌都相差很多，如果不是因為憂鬱症和由此而來的種種原因，他們可能沒有辦法走在一起。但正是這份連女兒都無法理解的感情一次又一次救了「兩個人的命」：大爺所有的舉動和情緒，老太太一個眼神就能懂；大爺不跟別人說話，要說什麼都只告訴老太太，老太太再轉達……六十年，她成了他和這個世界的唯一出口。

大爺其實當了一輩子的少爺，他這一輩子都是老太太的少爺。

三週之後，我給大爺換了一種副作用小一些的藥物，大爺失眠的症狀稍微緩解了一些，就出院了。

抗抑鬱的藥不可能治好大爺的憂鬱症，但我突然想明白了，大爺的症狀，對他和老太太而言都「意義重大」。我聽過很多憂鬱症患者跟我說過同樣的話，他們說陳醫生，好多時候我都不願意好，「我不知道我不抑鬱了該怎麼活？」抑鬱會上癮，會很容易讓人沉溺其中，但症狀的存在一定有存在的環境、存在的道理和存在的意義——無論是對憂鬱症患者，還是憂鬱症患者的家人們。有了老太太這個守護神，大爺的死亡計畫從未「得逞」，而老太太也從大爺「專屬」的信任和依賴中得到了滿足和撫慰。每個家庭都有自己的生存方式，我們很難做判斷憂鬱症降臨在這個家庭是好還是壞——他們藉由憂鬱症找到了互相理解、支撐的方式。如果有一天大爺突然好了，不抑鬱了，能睡一整晚不醒了，也不會總讓老太太「臨危救命」了，老太太會不會真的會開始覺得自己的存在沒有意義了？

我一直記得，第一次聽大爺講完自己身世的那個下午，往停車場走的時候，西邊的天空被染得通紅，明明只是在樓與樓的縫隙間看到了快要落下的紅日，我的內心卻感覺非常寬廣，以前讀過的詩句突然浮現在我的腦海裡，「星垂平野闊，月湧大江流……飄飄何所似，天地一沙鷗。」好像杜甫晚年飽含苦愁與寂寞的感慨都借由大爺的故事說盡了。

對整個時代而言，大爺確實如沙鷗一般渺小，確切地說我們每個人都是如此。但從某種程度上來說，大爺是幸運的。他的身旁有另一隻沙鷗依偎著，陪伴著，這對一個憂鬱症患者來說，本身已足夠溫暖了。而依偎著他的那只沙鷗大概也覺得如此。

我們這一生，遇到愛並不稀罕，稀罕的是——遇到理解。

院霸

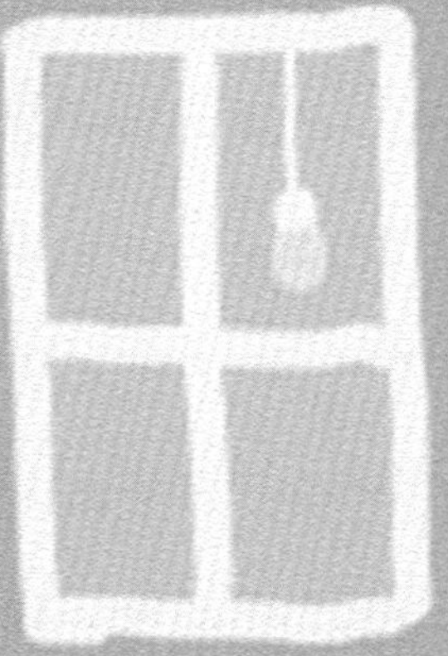

每位患者所做的每個選擇也都有因有果。我從他們的故事，循著「果」去探尋「因」，發現那些「因」就是我們日常生活中的很多情緒：壓力、執念、失落、不甘，只是他們沒能很好地調節。

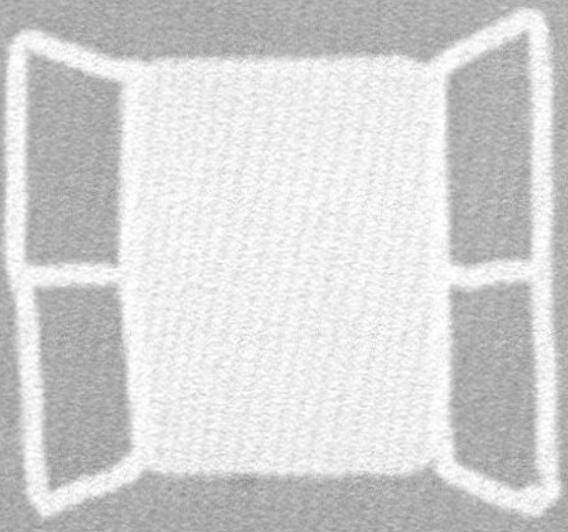

從我們精神科成立之初就住進來的段慧來，十五年來一天都沒離開過。她把自己活成了「院霸」。二〇一〇年七月，我剛畢業，被分到遠離市區的山腳下的精神科封閉病房，就被這個院霸給「盯上」了。

01

那天下午我走進女病房活動室，三、四位患者正在裡面看電視。她們都隔著至少一個位置坐著，不湊成一塊。病友大部分都性格孤僻，平常也很少兩個人挨著坐。我也找了個靠門的位置坐下，想說點啥，又不知道怎麼開口，就跟著她們一起看電視。我喜歡觀察，也記得老師的話，應該多和病友待在一起。也就幾分鐘後，一位女患者突然主動換到我旁邊的座位，挨著我問：「妳是新分來的研究生嗎？是正式的嗎？醫大畢業的？」病房裡好幾個女患者都長得差不多，我剛來，還不太能分清她們誰是誰，但見有人主動來跟我說話，我還挺高興的，趕緊回答：「對啊，剛畢業的。」

後來我總回憶，單從這段對話看，完全是朋友間話家常，正常得不能再正常了。但接下來就不一樣了，這位病友聽了我的回答，突然變得激動，樂得跳了起來，還拍著手，大聲說：「太好了！」這反應明顯「過度」，我心裡直犯嘀咕，但想起之前同門師姐跟我說的，要多觀察，從患者身上能學到從書上學不到的東西，於是就順著說：「還行吧。」緊接著，毫無徵兆地，這位女患者竟開始滔滔不絕地，跟我講起整個精神科裡之前各種鮮為人知的「八卦」：「當年有個姓李的男醫生偷偷給樓上戒酒的患者帶酒，被主任抓住了就給開除了，那個人是個臨時工。」「還有護理員誰誰誰，她讓我幹活我才不給她幹呢，她也是臨時工。」

那天下午我們聊了很久，她講的「本院八卦史」時間跨度長，涉及人物眾多，細節鮮活豐富，條理清晰，還有點評——雖然很多評論如剛見面評論我一樣，是圍繞「身分」二字的——沒想到，我在精神疾病科上的第一課，老師竟然是個女病人。

聽著聽著，我對面前這個女人的困惑越來越多了：這麼正常的一個人為什麼在精神科裡呢？或者說，她是患者嗎？當時我還不知道，這個跟我聊了一下午天的女人，就是本院「院霸」。

第二天一早，我剛邁進病房，一個女人熱情的大嗓門就喊起來，就像老店裡的店小二：「陳醫生來啦！」之後的好幾天，這個女精病友沒事就站在那個門口，只要我一經過就大聲地跟我打招呼，那聲音在病房與走道久久迴盪，異常突兀。每次查房，她還拚命地向我眨眼睛，就好像我和她之間有什麼祕密似的。

——她是病房裡最熱情卻最孤獨，病情最輕卻住了最久的人。

02

「一定是段慧來！」師姐聽說我這兩天碰上個異常熱情的女患者，非常篤定地得出結論，「病房裡就沒有她不知道的事，護理員們都叫她『院霸』呢。」

「為啥叫『院霸』？」

「妳慢慢觀察吧。」師姐故意不回答。精神病患大多情感淡漠，活在自己的世界裡，所以能聊天的很少，我有點慶幸難得遇上這麼一個「熱情」的病人。

但我還是太年輕了，當時沒理解師姐的話背後的深意，就覺得這個女人挺有趣，那天下午不忙時就去病房找她了，這一找，沒想到「戲」越來越多。

段慧來繼續熱情高漲，她不斷地拿出她的零食「存貨」讓我吃，我不吃，她就說，陳醫生不愛吃薯片啊，那吃糖嗎？她又拿出一袋糖。我實在讓不過，就拿了顆大白兔奶糖放在嘴裡。

我們醫院遠離市區，買不著東西，錢在院裡是花不出去的，日常用品都需要家屬探視的時候帶來，所以吃的用的在患者那裡都很珍貴。之前有病人家屬給病人帶了一隻烤鴨，病人去水房洗手，回來就發現烤鴨被其他病人偷吃了。除了「偷吃」的，還經常有「偷煙」的。患者手上有沒有水果、零食，就體現了患者家屬來的次數和對患者的重視程度。這個段慧來算是病房裡的「富婆」了。她的箱子、櫃子上放著挺多吃的。我心想，家裡人把她照顧得挺好啊，怪不得性格這麼好。她見我吃了大白兔奶糖，終於滿意了，又開始興奮地拍手。她一高興就會樂得拍手，一拍手我就感覺有點誇張做作，想到這兒我又提醒自己，這裡是精神科。

「陳醫生，我兒子比妳大三歲，特別優秀，也是研究生畢業，現在在一間重點學校當老師。」段慧來貼著我坐在床邊，獻寶似的跟我說，一臉驕傲。接著，她甚至來抓我的手，要給我看手相。我並不排斥與女患者的肢體接觸，患者喜歡妳才會跟妳親近，特別是精神病患。只是這個「院霸」段慧來的語氣讓我摸不准她想做什麼——而且她什麼時候打聽到我的年齡的？她仔細打量著我手指頭上「簸箕」的數，說陳醫生妳的命挺好。然後她突然抬手撥弄起我的頭髮，說，陳醫生的頭髮好黑啊。

那天下午，她真是拐彎抹角、處心積慮地跟我聊了很久，最後我有點明白她的意思了

——「院霸」是想讓我給她兒子當女朋友！

03

「原來妳不光被段慧來『盯上』，還被『看上』了。」師姐的玩笑、段慧來的糾纏把我弄得開始尷尬了。尷尬是尷尬，不過關於這個女人的一切我都很好奇：她狀況穩定，沒有過激行為，「零食」也充裕，那麼在家人的看護下完全可以回家，怎麼就把自己混成了住得最久的院霸？

我很快就見識到了院霸的厲害。我以為，段慧來讓我做兒媳婦的事只是說說，只要我不回應，慢慢也就過去了，所以那之後我漸漸減少了去病房找段慧來的次數。誰知道她真把這件事放在心上了。有天查房的時候，一位新來的患者突然問我：「妳是不是段慧來兒子的女朋友？」我說誰說的，她說她聽其他患者說的。

這怎麼還傳上謠了？我知道事態嚴重了。了解了一圈，很快知道了院霸經常會在一段時間內「盯上」某個人。有時候是新來的患者，有時候是輪轉的醫生，比如剛畢業的我。被她盯上的人都會陷入這樣的怪圈：一開始會被她的熱情感染，和她親近，但漸漸就會對她「敬而遠之」。

有位女患者缺了四顆上牙，笑的時候總是會用手捂住嘴巴，怕被人笑話。可段慧來偏偏最喜歡在新來的患者面前指著那個女患者大聲宣布——「她沒有門牙！」然後還要讓人家展示，說：「誰誰誰，妳笑一個，讓大家看看妳是不是沒有牙。」人家不幹，下意識地捂住嘴，段慧來就縱身上前、硬要把人家擋住嘴的手拽下來，兩個女人差點打起來。

她還會毫不留情地告發自己藏藥的同夥。精神病患大多需要經年累月地吃藥，藏藥不少見。但我們這兒是重症病房，裡面的患者大都曾給家裡惹過麻煩。曾有一位男患者在幻覺的支配下把他嫂子殺了，放進衣櫃裡。

員警有時也會來我們這兒確認誰誰誰某段時間是不是在這兒住院，一般都是本地發生了嚴重的暴力案件，懷疑是病友所為。所以吃藥在我們病房是頭等大事。每天晚上八點，我們準時發藥，跟患者的「鬥智鬥勇」也開始了：醫生、護士、看護三個人一起去，患者排著隊一個一個吃完藥之後把嘴張開給我們檢查。我們曾懷疑一個女患者藏藥，可是一直抓不到。後來，就是這個院霸段慧來舉報，對方有個巨大的齲齒，每次吃藥的時候都會用舌頭把藥推到蛀洞裡去，回到病房再用牙籤挑出來。我們據此一舉抓獲了「藏藥現場」。

碰上有患者家屬來探視，段慧來就更來勁了。不論是哪個患者欺負人，還是誰家的患者被欺負了，不管是不是她親眼看見的，她都要上去跟家屬告狀。有時候明明是我們已經解決了，雙方也都取得原諒的問題，對方家屬一來她還是要再翻出來添油加醋說一通。我漸漸萌生了一種感覺：這女人即使沒有生病，也不大討人喜歡的人吧。哪有人會較真、死心眼、反覆糾纏一件事，甚至沒事找事到她這樣讓人尷尬、難堪的地步呢？

「她兒子確實挺優秀的，要不妳考慮考慮？」我至今還記得師姐的調侃。

04

我的擔心很快就在自己身上應驗了。有天趕上我發藥，段慧來一見是我，又提兒媳婦那件事——「我不想吃藥了，妳給我兒子當女朋友我就吃。」

「我見都沒見過妳兒子，怎麼答應？」我耐下心思好好回答。見我不答應，段慧來堅決不肯吃藥，她一犯倔我就拿她沒辦法了。後來，這種情況越發嚴重，她經常用「給我兒子做女朋友」這個理由抗拒吃藥。

一起發藥的護士比較有經驗，警告她：「妳不吃藥就讓主任收拾妳！」誰知段慧來突然破口大罵，一改剛才的任性風格，扯著嗓子喊主任的名字，讓整層樓的人都聽得見：「李

××！我才不怕他呢！」主任真出馬了，他說妳再這樣我就給妳兒子打電話了。段慧來竟然立馬消停了。段慧來在我們這兒基本軟硬不吃，但只要一說打電話找她兒子告狀，她的氣焰就會軟下來。

原來叱吒風雲的院霸，她的軟肋是兒子。

可我上班很久了，這個讓段慧來時刻惦記的優秀兒子從沒露過面。每月來看段慧來的只有一個女人，她姐姐。姐姐比她大三歲，姐妹倆長得挺像，都身材高挑、苗條，眉眼也很像，只是姐姐看起來更柔和。但姐妹倆其實並不親。姐姐說，段慧來從小就能歌善舞，跳舞都是最前面領舞的，合唱也總是領唱，學習也好，樣樣都拔尖。大家都覺得這個孩子長大了會有出息。而她自己是不怎麼起眼的那個，先結了婚，嫁了個「成分」不怎麼好的人，婚後好幾年都沒生孩子，妹妹段慧來因此還說過她是「不會下蛋的母雞」。親妹妹說自己的閒話，姐姐心裡當然不怎麼好受，所以姐妹倆只有在過年過節的時候去父母家見面，私下不來往。

「怪就怪她太要強，執拗這個性格害了她。」姐姐沒明說，但段慧來的表現和她過往的經歷讓我慢慢意識到一個可怕的事實：這個女人之後的日子很可能還會繼續在精神科醫院裡度過。就因為她追求的「要強」與「正常」，在別人眼裡都過了火。

05

段慧來那個時代上大學還靠推薦，雖然她拚命表現，但還是沒有被推薦上。後來恢復高考後她又報名考了一次，也沒有考上。段慧來就跟變了一個人似的，在家待了幾個月，不洗頭不洗澡，閉門不出。

那個時候她父親身體不太好，就提前退休讓段慧來去接了鐵路上的班。但因為不符合當時的條件，段慧來只能先當臨時工，這對驕傲要強的段慧來而言委屈了。聽到這裡，我開始明白為什麼第一次見面她就問我是不是有正式編制的，曾經那個年月正式工有編制，又是鐵路系統，是多大的榮耀與人生保證啊！估計不亞於現在別人問你在北上廣「有沒有房」。

好在因為能歌善舞，段慧來被安排到工會搞各種文藝活動。工會有個主管挺喜歡這個能說會道的小姑娘，想給她介紹對象。但因為男方希望找一個帶編制[7]的，最後跟一個「處處不如段慧來」，可就是有編制的女孩在一起了——她又被卡在了編制上。那個女孩本來和段慧來關係也不錯，但和男孩結婚以後，段慧來開始故意跟那個女孩吵架，兩個人再也不說話了。

段慧來繼續逮著機會就「表現」，經常被評為先進，後來還入了黨。因為表現突出，段慧來終於有了編制，成了正式的工人。

我想起段慧來和看護吵架的時候經常罵人家「臨時工」。她從一九八九年開始就入院，價值觀也停在了那個年代，可見她依然咽不下當年那口氣。時代的局限很強地折射到這個女人的身上了。每次看到她，我總覺得她不像個精神疾病者，但她又好像只能生活在精神科醫院裡。

有了編制的段慧來像多年媳婦熬成婆了似的開啟了「反轉人生」，她開始專門指指點點那些臨時工，在單位的人緣也越來越差了。婚姻方面，錯過了之前的那個男孩，段慧來挺倉促就結了婚，婚後不久就生了孩子。本來以為日子就這樣過下去了，沒想到後來發生的一個意外徹底改變了段慧來的人生。

一九八九年剛過年不久，段慧來正在鐵道上走著，一列原本停著的火車突然向她開去。慌亂中，她倒在了鐵軌中間。她在兩根鐵軌的夾縫中眼睜睜看著火車從她身上呼嘯而過。火車並沒有軋著她，但鐵軌之下的段慧來嚇得渾身癱軟，一動不能動，是鐵路上的同事把她抬回去的。段慧來在床上躺了好多天，不敢閉眼睛，一閉上就能看到火車頭向她開過來。

從精神科專業來說，這是標準的ＰＴＳＤ，就是有名的「創傷後壓力症候群」。在這種

7 指國家單位的體制內工作人員。

疾病的影響下，人的警覺性會增高，脾氣會變得暴躁，睡不著覺，很多人酗酒甚至吸毒只為了麻痹自己、緩解痛苦。比如，很多經歷過戰爭的人後來聽到鞭炮聲都會立刻臥倒。段慧來直到意外過後的好幾個月，一聽到火車鳴笛還會抖得邁不開腿，這其實不難理解，也可以應對。

我總是想，如果當時有人有這方面的知識，多給她一些陪伴和開導，也許一根筋的段慧來就不會走到下一步了。

06

段慧來搬進了院裡的一間空病房，因為兒子。我們科的小樓建造年代久遠，經常需要修繕。那間病房因為暖氣漏水，修了幾次都沒弄好，比別的屋子冷很多，一直沒人住。她跟誰也沒說，自己半夜就搬進去了。護理員發現了讓她搬回去，她又拿「護理員是臨時工，沒資格管」頂了回去。

段慧來這次受刺激的直接原因是兒子。兒子是小學老師，一年通常只來醫院看她兩次，寒假一次，暑假一次。這次兒子要出去學習，很長一段時間都不能來了。盼不來兒子的段慧來「犯病」了，開始來回倒騰她箱子裡的東西。段慧來住院的時間長，東西也比別人多，她以前單位分的房子搬遷了，段慧來沒有了可以回的地方，即使暫時用不上的東西也沒有地方可以放。所以別的患者只有一個箱子，她有好幾個。於是，一個有點怪異的場景出現了——一個女人在那間陰冷、漏水的空房間裡，一邊翻騰著箱子，一邊哼唱著歌，像個快活得即將遠行的人。

「我們的家鄉，在希望的田野上，炊煙在新建的住房上飄蕩，小河在美麗的村莊旁流淌，一片冬麥，那個一片高粱，十里喲荷塘，十里果香……」

她的歌聲真的很美，我完全被打動了，站在門口，不忍進去打擾她。她回頭看了我一眼，沒有理我，把東西堆得滿床都是，忙得不亦樂乎。

鐵路是國營單位，福利待遇都不錯，段慧來住院期間的費用由單位會計來醫院定期結算。長期病假工資雖然少，但也一直給她發著。她的工資卡由姐姐拿著，也夠給她兒子交學費。她用那筆搬遷款給兒子的新房付了首付。所以從實際情況來說，段慧來雖然長期住在精神科醫院，但對自己兒子也算盡到了撫養的義務。反觀這個兒子，快過年了，我也上班好幾個月了，他和母親就在同一個城市，有什麼要緊的差走之前連半天來看媽媽的時間都沒有？我有點難過，也無法理解。

直到一年後的一天，我遠遠看見一對「母子」從遠處往病房這邊走，兒子的手上拎了好多東西。走近了我才發現，是段慧來的姐姐，她後面跟著個瘦高的小夥，應該是段慧來的兒子。想起段慧來曾經撮合我和她兒子，我有點尷尬，明明什麼都沒有，卻還是覺得不自在。

段慧來終於等來了兒子，她的目光一刻也不願意從兒子身上挪開，有點想去拉兒子的手，但看著兒子挺嚴肅的，就把手又縮回來了。她非常高興，嘴角抑制不住地往上揚。「北京學習怎麼樣？都瘦了，要多吃點，工作不要太辛苦。」段慧來一個問題接著一個，他兒子淡淡地答了幾句，就跟著我出了病房。

「你還記得小時候的事嗎？」我問他。「就記得她和我爸打架，總是打。電視都砸了。」當時電視可是家裡一個大件，「砸電視」這事給他留下了揮之不去的印象。

「那你恨她嗎？」我確實想知道答案。

07

「火車意外」過了兩個月，段慧來終於緩過來一些了，但她覺得這件事絕不能就這麼算了——這是事故，自己差點死了，必須有人為此負責。段慧來去找段長要說法，讓段長開除當天那個開火車的司機。段長卻打圓場說司機也不是故意的，已經批評過了，還寫了檢討，罰了款。「咱就算了吧，今年的獎給你。」

段慧來不幹。她成天跟著段長，他走一步她跟一步。大家都認為段慧來在無理取鬧。一方面她並沒有受傷，也沒啥損失，還有補償；另一方面如果要處理司機，就得上報，這種安全事故一上報，全段的「先進評優」都會被取消，受損失的是大家。段長沒辦法，找來段慧來的老公讓他回家勸勸自己老婆。造成事故的司機也提著東西去找段慧來的老公，請他喝酒。可段慧來依然不依不饒，堅持要個說法。老公搞不定自己老婆，又在同一個單位，這麼小個地方屬實覺得沒面子。時間一長，老公怨氣也來了：「你毛都沒傷著一根！」沒有一個人支持段慧來，老公不支持，父母也不支援。父親說當初為了讓她轉正，段長是幫了忙的。加上她平時人緣就不好，好多人因為這事在看她笑話。

因為段裡「不管」，段慧來最終鬧到了局裡。第一次見局長，局長還算客氣，聽她說完情況之後說一定會嚴肅處理，讓她回去等消息。因為段慧來鬧得兇，全段沒有一個人得「先進」，大家的話越說越難聽，段裡說她長期不上班，嚴重違紀，要把她調去打掃衛生。老公也被單位主管約談，說段慧來如果再繼續鬧，就把他的工作也停了。老公心情鬱悶，出去喝酒，喝了酒話就更難聽了，兩個人頻繁吵架，動不動就把家裡的鍋碗瓢盆砸得稀巴爛，甚至把新買的電視都砸了，有一次他還對段慧來動了手。後來老公乾脆不回家了，段慧來就說老公在外面有人了，但也沒有證據。兩人在一九九一年離了婚。當時兒子已經十歲了，段慧來搶著要了兒子。沒過多久，段慧來老公就又結婚並且生了孩子，兩人再也沒有了聯繫。

段慧來父親的病也越發嚴重了。段慧來眾叛親離，在單位只能做打掃衛生的工作。她的精神狀態越來越糟糕，她不在單位食堂吃飯，說飯菜裡有毒，有人要害死她，她老公也和那些人是一夥的。後來發展成說單位的人早就商量好要開車軋死她；漸漸地，她走在大街上遇到陌生人，就說人家罵她不正經；電視裡主持人說了一句話，她也說人家是在提醒她要當心……

一向重視外貌的段慧來再也沒有心思收拾自己，成天披頭散髮，不成人樣。大家都覺得她「瘋了」。

一語成讖。一九八九年快入冬的時候，距離意外發生大半年了，一天局長在回家的時候，段慧來不知道從哪兒躥出來，拿著菜刀就向局長砍去。半年過去了，那個司機還是沒有被處理，她覺得局長騙了她，於是跟蹤局長，想要同歸於盡。好在局長躲開了，她只砍碎了旁邊的一棵白菜。段慧來很快被周圍的人制服，真的被精神科醫院的車拉走了。

其實，我慢慢有點理解段慧來了，她固執甚至偏執地要砍主管以便要個「說法」，一方面是面子問題，我這個能歌善舞、且各方面都優秀的姑娘，怎麼能在大庭廣眾下出這樣嚇人、難堪的事故？另一方面，也許她除了怕火車，更是怕有人——特別是她罵過的臨時工們——加害自己。她的光榮竟然都是靠這點正式工有編制的身分支撐起來的，現在看來有點可笑，可在當時，編制本身就是鐵飯碗，一勞永逸，命運迥異，沒有人不在意。只是段慧來的在意重了點，也久了點。

每個精神病患做的事都有自己的道理，每個選擇也都有因有果。我時常覺得，聽她們各異的故事，循著「果」去探尋「因」，就會發現那些癥結的「因」就是我們日常生活中的很多情緒：壓力、執念、失落、不甘，只是我們當中的一些人出於心理和生理上的原因，沒能很好地調節，才走向了極端。

從一九九三年開始，段慧來開始長期住精神科醫院。除了病情更嚴重以外，還有一個客觀原因是，段慧來的父母在一九九三年前後都去世了，再也沒有人能照顧她了。因為和人合不來，她先後換過好幾家醫院。二〇〇〇年三月我們醫院成立了精神科病房，和鐵路上有合作，段慧來是最早進來的十幾個患者之一。段慧來把自己混成了院霸，她在這裡肆無忌憚地炫耀自己正式工的身分，諷刺「臨時工」，再也沒人能制止或加害她了。她安全了。

08

兒子走後，段慧來還是很興奮，晚上發藥的時候又跟我使眼色，問我：「我兒子是不是很帥？」我笑著說：「確實很帥。」段慧來露出一個滿意的表情。

「如果妳不配合，我就給妳兒子打電話。」我開玩笑威脅她。「妳跟李主任學壞了。」段慧來頭腦清楚，心情很好，也跟我開起玩笑，像個大姐。她倚在辦公室和病房之間的那道門上，看見誰都打招呼，打聽著別人的一切。新來的家屬有時候會給她帶點吃的，讓她幫忙照顧自己的親人，我終於知道了她的零食就是這麼「攢」出來的。

病房裡的患者來來回回的，但從沒有人來接段慧來，並非她的病情比別人嚴重，而是她沒有地方可以回。就這樣過了兩三年。一天下午，段慧來的兒子突然來了，還牽著一個女孩。「她叫小劉，是單位同事，我們下個月辦婚禮。」段慧來的兒子開門見山地介紹，女孩也挺大方地叫了「媽」。

兒子走後，段慧來又開始來回倒騰她的那些箱子，不過我總覺得這一次她不是犯病了。她仔細地翻著她的那些衣服，不斷地試穿著，還專門跑去水房裡照鏡子。我突然明白了，她是準備參加兒子的婚禮吧！

沒想到段慧來的希望卻引來了一場新的戰爭。

聽說段慧來兒子要結婚了，院霸的「仇人」孫艷玲打心眼裡不痛快。看段慧來天天一件接一件地試穿衣服，孫艷玲就更看不下去了。她們兩個同一天住進來，朝夕相處，就好像照鏡子似的，深知彼此的一切，又互相看不起。之前她們幾乎每天都會吵架，起因可以是任何小事，一吵就是一天，一吵就相互揭短。比如如果段慧來去上廁所，看見孫艷玲在裡面，那她就不上了。發藥的時候，排隊也必須一個排頭一個排尾，不然她們就會吵。

孫艷玲比院霸多一個症狀，幻聽。幻聽又叫憑空聞語，明明沒有人說話，但是她就是能聽到聲音，並且對這個聲音毫不懷疑。這是精神病患最常見的症狀之一。孫艷玲總是能聽到段慧來罵她。「兒子」是這兩個媽媽「互毆」的最大焦點。孫艷玲也有一個兒子，但由她老公撫養。老公在她犯病的時候和她離了婚，也是再沒有來往。十多年，她兒子一次都沒來看過她。以前段慧來經常刺激孫艷玲，說，「妳兒子多大了？」「妳兒子啥時候來看妳啊？」

沒想到這一次讓孫艷玲逮著機會了，我想她所有的心思都在段慧來會不會被邀請參加婚禮上，當然段慧來肯定會更加焦急地等待。

下個月很快便到，最終，只有姐姐來看段慧來，並給科裡送了喜糖。兒子的婚禮沒有邀請段慧來，兒子也沒再露面。吃到喜糖的那天，「仇人」孫艷玲故意問段慧來：「妳怎不換衣服了呢？」段慧來沒有說話，第一次沒有罵回去。我猜想段慧來不是不說，是憋在了心裡。

有一天晚上吃完晚飯，段慧來說飯盒太油了，想去打點熱水刷飯盒。開水桶在外面，平時都是護理員用水壺接了水放了溫水再拎進去，但段慧來一直挺穩定的，護理員沒有多想就給她開了門。她用飯盒接了一飯盒開水，就筆直朝孫艷玲的病房走去。孫艷玲正躺在病床上，段慧來把一飯盒熱水全潑到了孫艷玲的臉和脖子上，瞬間起了好多大水泡。孫艷玲疼得大叫，段慧來在一邊氣勢洶洶地罵道：「妳還胡說八道不？」看著段慧來一副視死如歸的表情，我一下想到了段慧來當年用菜刀砍局長時的畫面。讓人有點不寒而慄。她這次是真的被戳到痛處了。

第二天，主任找到段慧來，還是用老手段威脅她，要給她兒子打電話。

「打就打唄。」這回她滿不在乎。這是第一次用兒子「威脅」段慧來無效。主任還是叫來了段慧來的兒子，讓她兒子賠償孫艷玲，並且要求段慧來出院。沒想到這下換孫艷玲跑來求情了：「我錯了，我不該胡說八道。」然後她又對主任說：「我已經原諒段慧來了。」因為孫艷玲的堅持，段慧來沒有被攆出院。

兩個人之後還是時不時吵架，但關於兒子和家庭，她們都「很給對方面子」地不再提了。

09

對於自己的生命，段慧來似乎就留在火車駛過，以及主管不認錯、不給說法的時候，再也沒有向前。而她延續的希望，應該都來自自己的兒子。

我想起段慧來姐姐之前歎著氣說：「大人沒什麼，孩子可憐啊。」段慧來的姐姐只有個女兒，比段慧來的兒子小好幾歲，一家人早就把段慧來的兒子當自己兒子養。孩子很感激，也很努力。身邊的每個人似乎都從這場意外中脫身往前走了，只有段慧來還留在原地。

我想起第一次見段慧來兒子時問的那個問題，你恨她嗎？段慧來的兒子回答：「我同學都以為大姨就是我媽媽。」他幾乎沒有告訴任何人他媽媽是個精神病人。他的世界裡仿佛從來不曾有過一個叫「段慧來」的人，又或者他很不想承認一個這樣的母親的存在。

段慧來被所有人拋棄了，澈底成了精神科醫院裡的院霸。只是我也說不好，在她的生命裡，「成為精神疾病患」和「被拋棄」到底哪個在先。

在我印象裡，段慧來只有過一個朋友，那是一個剛剛生完孩子沒多久有孕產期精神障礙的患者，叫李雪。因為別的房間住滿了，李雪一來就住進了段慧來那個漏雨的單間。沒想到她們兩個竟然一見如故，一天到晚有說不完的話，天天手拉著手坐在活動室裡看電視，互相編辮子——精神科病房的生活很單調，互相編辮子是女患者之間最常見的表達友誼的方式。

有一天，李雪老公來看她，不知道為什麼李雪突然犯病，上去就給了她老公一個耳光。一旁的段慧來立刻跳到凳子上，一上一下地舉起手來喊：「大家說打得好不好？」底下有病人跟著起哄：「打得好！」段慧來又喊：「要不要再來一個！」眾人喊，「要！」於是李雪又打了她老公一個耳光。我們趕緊把李雪的老公帶出了病房，李雪還在屋裡大罵：「你才是精神疾病！醫生你也給他做檢查，把他也關進來，讓他也住院！」

李雪的老公挨打的時候沒有躲，挨罵的時候也沒有回嘴，一直有風度地退讓著。他臨走的時候還跟我們說，你們這個工作真是不容易。一個情緒穩定、行為成熟的家人，比醫術高超的精神科醫生更能治癒患者。李雪的病情恢復得特別好，她沒過多久就出院了，出院後還專門回來看過段慧來，這是我知道的段慧來唯一的朋友。

我一直在想，如果當初段慧來在遇上事的時候，也有這樣一個包容、理智的家人陪在身邊，也許段慧來不會到今天這一步。她住了多少年精神科醫院，就緊追了並不放那列火車、那場改變命運的「錯誤」多少年，直追到把身邊人都遠遠甩在身後，直追到只剩自己孤身一人，要一個說法。或許在李雪的身上，院霸看到了自己不斷被驅離的那個「家」本來的樣子。

10

二〇一五年十月，精神科要搬回市裡，不再保留封閉病房了。所有的患者都要被送到其他地方。當時有幾間醫院備選，大部分患者都是家屬替他們選，段慧來自己給自己選了安寧醫院。不知道是好事還是壞事，孫艷玲選了另外一家醫院。

她們終於分開了。我去病房看段慧來，她正在來回倒騰她的那幾隻箱子，把一件東西放進A箱子，想了想，又拿出來裝進B箱子，一會兒又覺得不妥，拿出來放進C箱子。她姐姐在一旁站著等她。

像是時光倒流，我一下又回到那天被她的歌聲吸引，站在她的門口看著她穿著挺厚的棉衣在那間比別的屋子都冷的屋子裡，一邊精心挑選著箱子裡的衣服，一邊哼唱著〈在希望的田野上〉。「我們的家鄉，在希望的田野上，炊煙在新建的住房上飄蕩，小河在美麗的村莊旁流淌，一片冬麥，那個一片高粱，十裡喲荷塘，十裡果香……」段慧來的姐姐說得沒錯，她唱歌是好聽的。歡快的歌聲彷彿把我帶到了童年的故鄉，看到了在田野裡奔跑著放風箏的自己。一瞬間我竟然有一種奇怪的感覺，在我們看來她是犯病了，可說不定她正自娛自樂地享受呢，享受在她定義的「正常」的世界裡。

好一會兒，段慧來才打包好，跟我們說再見。望著安寧醫院的麵包車開出大門，我想，她這一輩子大概都會在精神科醫院裡度過吧，雖然她病得不重。

我時常會想起段慧來，但回憶裡她院霸的氣息似乎慢慢消退。其實我從認識她開始就一直在琢磨一個問題：她究竟是不是一個「精神病人」？我承認我想得挺苦惱的。

在我看來，段慧來的人生在那次火車事故之後其實就停止了，後來的希望只在回憶與兒子身上延續，但最終，前夫與兒子都沒有意識到這一點，更沒有認可、接納以及幫助她。段慧來轉走後，我有時候開會碰到安寧醫院的醫生，他們總會跟我抱怨說，你們醫院來的那個段慧來也太能折騰了，怎麼總惹事啊。

段慧來揪著不放的那些事，說到底其實都沒錯，但可能只有在精神科醫院裡，一個人才能被允許這麼「執拗」，這麼嚮往「正常」。而我們要做的，或許是多一點耐心，多一點點理解，接納每一種生命綻放的姿態。想起段慧來之前倚在門口大聲跟我打招呼的樣子，我有點想她了。

院霸的仇人

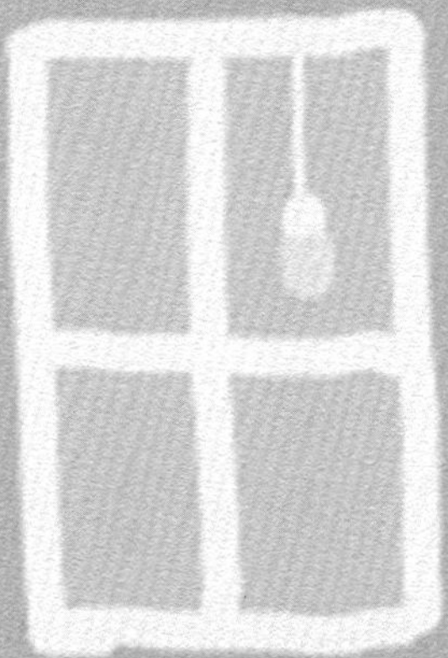

有位老師曾說，善良的人才會得精神病，「因為不忍心怪別人，所以只能怪自己」。

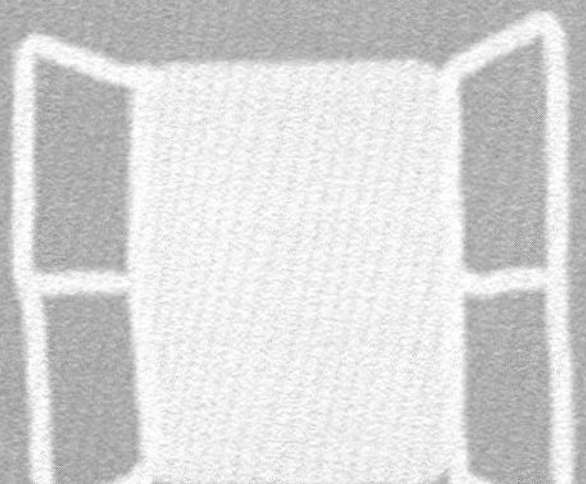

我寫院霸段慧來的時候提到過孫艷玲，那個院霸的「仇人」。兩個女人一台戲，孫艷玲和院霸每天都要吵架，吃藥的時候也一個排隊頭，一個排隊尾，連上廁所也不同時進。

和院霸一樣，孫艷玲也是五十來歲，也是從我們科成立就來了的老患者，住了十幾年了。她眼睛大大的，皮膚很白，聽老護士說十幾年前她剛來的時候特別漂亮，很多男患者都喜歡她。後來她得了肺結核，瘦脫了相。

孫艷玲在我們院最出名的就是「下水道事件」。我清楚地記得那天早上我還沒走進小樓，就看到院子裡地上有好多水，整個樓裡還特別暗。我滿是狐疑地拿鑰匙開門——屋裡、走廊裡、辦公室都被水淹了，我甚至擔心辦公室電腦漏電，不得不斷了電。所有的醫生、看護、護士，還有從樓上下來的幾個男患者一起掃水，我想幫忙，卻連一個掃水的工具都沒有了。

一樓有兩個廁所，一個是醫護人員用的，另外一個是女患者用的，在病房裡面。看護在清理的時候發現，病房裡那個廁所的下水道被堵得死死的，弄了好半天才清理出來元兇——孫艷玲的羽絨服。那是她媽媽前幾天才給她買的新羽絨服。

那是二〇一〇年，我研究生剛畢業剛到科室，忙著熟悉環境，每一天都有很多這樣的事讓我驚奇不已。因為和患者接觸太多，我經常會覺得他們和正常人沒什麼區別。但是認識孫艷玲後，我清楚地見識了什麼叫「精神病患」，也明白了為什麼他們中的很多人必須住在醫院裡。因為很多時候，那不只是治療，還是一種「保護」。

01

主任問孫艷玲：「妳為什麼要堵下水道？」她一臉不在乎地說：「那件不怎麼好看。」主任生氣了：「不好看妳不穿就是了，幹嘛拿來堵下水道？」她睜著大眼睛特別無辜地說：「我看著煩啊！」於是她半夜就用衣服把下水道堵了，又把水龍頭全部打開，這才發了大水。

有時候跟精神病患說話，問一年也問不出所以然來，只能算了。這是我很深的體會。工作以後，我的脾氣越來越好，生活中跟人發生爭執，連著幾句話說不清，我就會立刻說：「你說得對！」小時候我看過一個小說，講街上有兩個人吵架，一人說三七二十一，另外一人說三七二十八。兩人爭執不下，於是去找一位特別會判案的清官。清官說說三七二十八的人是對的。說二十一的那個人不幹了，說您怎麼是非不分啊。那個大清官說，你跟說三七二十八的人爭什麼爭？能爭明白的話，他還會說三七二十八啊？！後來我進了精神科，這便成了一條很重要的「法則」：症狀比理性頑固，千萬不要和症狀較勁，把它們當成「三七二十八」就行。

其實那段時間，孫艷玲犯病特別嚴重。她爸爸不久前去世了，她媽媽想把她爸爸名下的房子過戶到自己名下，因為涉及產權，需要每個孩子都去公證處簽字。當時已經十月末，天已經開始冷了，她媽媽來的時候給她買了一件很漂亮的羽絨服。孫艷玲迫不及待地穿上了，還特意走到院霸面前顯擺了一下，惹得院霸自己在屋子裡罵了半天。從公證處回來那天，老太太特別生氣，離開病房的時候還罵了幾句「精神疾病就是精神疾病」。一看事情就沒辦成。結果沒幾天病房就發了大水。

公證處的事情之後好長時間，孫艷玲的媽媽一直不來看她，連交住院費都是叫別人幫忙帶來的。所以除了正常吃飯以外，孫艷玲沒有一點水果和零食。她開始到處管人要吃的。病房裡新來的患者都被她要過，趁放風的時候管很多男患者要，去外面做檢查遇到誰有吃的也管人要，做彩超的時候醫生放在桌上的奶茶她會直接拿過去啜幾口。我看她實在可憐，有時候會從家給她帶一些吃的來。每次她都不客氣地收下，有時候還會主動說：「下次想吃蘋果。」

我喜歡這種直截了當的要求。

02

就這樣過了大半年，第二年開春後有一天查房，孫艷玲特別興奮。我問她有啥開心事，她也不說，就一路跟著我，在我關門的時候才偷偷塞了兩顆砂糖橘在我手上。我回頭看她，她滿臉得意的笑，那一瞬間讓我相信了老護士的話——她以前很漂亮。拿著那兩個橘子，我心裡挺暖的，想起以前小侄子在幼稚園得了小紅花，我在前面走，他也是這樣偷偷塞在我手裡，也是滿臉得意的笑。

原來是她媽媽終於來看她了，給她帶了很多好吃的。每個給過她吃的的人她都還了東西，包括她得結核的時候管過她的醫生，她也專門找機會把東西給送了過去。除了她的「仇人」院霸。當然，院霸也不稀罕她的這些東西。有一天院霸的姐姐來看院霸，院霸就跑去跟孫艷玲顯擺，說孫艷玲每次就一個老太太來，她那麼多姐妹從來都不來。氣得孫艷玲在自己房間吐了半天口水。

孫艷玲家一共有六個女兒，她排第二。這一點我也一直想不通，孫艷玲的五個姐妹怎麼從來都不來看她呢？每次都只有七十多歲的老母親顫顫巍巍地拎著大包小包來看她。直到後來另外一位患者的家屬認出了孫艷玲，說她父母早都去世了。我趕緊說你認錯人了，人家媽媽每個月都還來看她呢。那位家屬非常確信地說她是看著孫艷玲長大的，不可能認錯。她以前和孫艷玲的父母同單位，孫的父母都是鐵路的老人，一九六六年後，沒幾年就先後去世了。

我們醫院前身是鐵路醫院，有很多鐵路系統的老職工，他們之間互相認識。那家屬準確地說出了孫艷玲的名字，而且孫艷玲明顯也認識她。

孫艷玲七十多歲的老母親終於給我們講了孫艷玲小時候的事。她說當年孩子多，又全是女孩，自己養實在困難，正好有人介紹說有一對幹部家沒有孩子，想領養一個女兒。老太太說，那個時候看人家家條件好，覺得把孩子送去也是享福去了，又怕自己孩子去了被嫌棄，就想著給人家挑一個「好」的。孫艷玲在姐妹中長得最好看，她就把孫艷玲送去了。我聽得心裡發酸，這絕不是錯，卻在當時成了被選中的理由。

當年老鄰居的話和孫艷玲母親的話讓我們拼湊出了整個事情的經過，也第一次真正「認識」孫艷玲。

孫艷玲的養父母在收養她之後，沒幾年就因歷史原因被「打倒」了。她從一個嬌生慣養的小姐一下子成了被人欺負的對象。雖然過了幾年父母就平反了，但孫艷玲在此期間經歷了偌大的生活落差，精神在那個時候受到了很大的衝擊，沒多久就得了精神疾病，後來也離了婚，夫家完全不認她。孫艷玲只能被接回家由養父母照顧，養父母去世之後就長期住精神科醫院，由單位工會的人負責，也難怪孫艷玲和她另外幾個姐妹完全沒有感情。

單位的人一直想給孫艷玲找一個監護人，因為都在鐵路系統，有人知道事情的來龍去脈，就找來親生父母，問還認不認她。孫艷玲的父母商量了一下，還是認回了自己的女兒。

人生真的是讓人無限感慨，送出去的是一個六、七歲天真可愛的小姑娘，接回來時已經是個三十多歲還患上精神疾病的女兒了。

03

也許是因為精神疾病所致的情感淡漠，孫艷玲見到自己親生父母時並沒什麼特別的感覺。她沒有開心，也沒有憤怒，好像所有的事情都是理所當然的。反倒是親生父母把她接回家之後，一心想著要好好彌補一下這個受了苦的孩子。正好他們也都退休了，就經常帶她去見以前的熟人，甚至帶她去旅遊，想著散散心會對她的病情有好處。估計他們內心還有隱約的期待，期待她某一天會奇蹟般地痊癒。

但畢竟是兩個上了歲數的老人，真的沒法照顧這個得精神疾病的女兒。

精神疾病分為「文瘋子」「武瘋子」和「花瘋子」，孫艷玲就是典型的「花瘋子」，見到男的就愛脫衣服，好多次鄰居跑來，說孫艷玲又脫光了在哪兒哪兒哪兒溜達，老倆口就趕緊去給領回家來。後來他們沒辦法，只好把女兒關在家裡，孫艷玲就天天脫光了站在窗前。最後他們實在沒轍了，只能把她送回醫院。

我們科病房維修的時候，有工人來幹活，孫艷玲就每天把自己脫光了走到那些工人面前去。一米六多的孫艷玲只有四十幾公斤，非常瘦，肋骨可以清楚地數出來，幾乎沒有胸。我眼尖地看到她肚臍下面有一個凹陷，正好奇是什麼，一旁的趙醫生就告訴我：「那是結紮的印記。」

趙醫生四十多歲，曾在一家國營礦企醫院的精神科工作了二十多年，後來，到我們科當外聘醫生。她告訴我當年在他們醫院裡，如果家屬送女精神病患來，他們問的第一句就是——「結紮沒有？」

「為什麼？住院和結紮有什麼關係啊？」我完全想不到這兩件事有啥關係。趙醫生解釋說：「像孫艷玲這樣的患者，見人就脫衣服，如果不結紮，只要跑出去，回來肯定就會懷孕，哪個家屬受得了啊？所以都直接結紮了，省事。」我聽到這個，心裡非常難受。但對於這些患者艱難的處境，我又想不出更好的解決辦法。

我想起小時候經常聽我媽念叨，附近某個「女瘋子」又生了個小孩，「她也知道餵孩子吃奶呢……」後來小孩長大了一點，我還看見過她從垃圾桶裡翻爛蘋果嚼碎了餵孩子。附近有人看不過去，會送一些吃的給她們母女，再然後，不知道什麼時候，孩子就不見了，估計是被誰偷走了。那些年偷孩子的人很多，至於誰是孩子爸爸，沒有人知道。能看到的僅是，不久後，遊蕩的「女瘋子」肚子又大了……

我又憤怒，又不意外。我不能去追問孫艷玲是回到父母身邊被結紮的，還是在婆家就被結紮了，因為像她這樣有親生父母願意接手照顧，又有單位報銷全部醫療費的「女瘋子」，已經算非常「幸運」了。

當時孫艷玲一脫光了跑到工人面前，看護就從身後拿一床毯子把她包住。最後工人幹活的時候，看護乾脆就一直坐在她的屋裡守著；要去忙的時候，就用約束帶把她綁在床上，忙完了再回來給她鬆開。這是她在這個空間裡能得到的力所能及的保護。

04

孫艷玲算是病情比較嚴重的患者，但她的「瘋」一點都不讓人討厭。

她從來不記仇，即便是對自己的「仇人」院霸，她也很善良。當初院霸兒子結婚沒有邀請院霸參加，孫艷玲趁機嘲笑院霸，院霸心裡記恨，接了一飯盒開水潑向孫艷玲，她脖子和臉都被燙出了水泡。主任要把院霸攆走，孫艷玲立刻去找主任求情：「主任，我已經原諒段慧來了，別讓她走了。」她從來沒有提過自己曾經的丈夫和兒子，他們也一次都沒來看過她，彷彿根本不存在似的。

平時放風的時候，只要一有機會，孫艷玲就會跑到男患者堆裡去。過年科室舉辦聯歡會，她要換七八個地方，一會兒挨著這位男患者坐，一會兒挨著那位男患者坐，並且早早就給她喜歡的幾位男患者分別準備好了禮物。經常幫忙打飯的，她也會趁打飯的時候往人家手裡塞些吃的。

後來我才知道，當時孫艷玲媽媽帶她去辦公證的時候，公證員是個男的，孫艷玲上去就問人家：「想不想看我脫衣服？」公證員一下子警覺起來，問她怎回事，她說自己是精神疾病，正在住院，是她媽騙她來的。因為涉及精神病患，公證問題一下變得複雜，孫艷玲媽媽想辦的事沒辦成，一氣之下才大半年沒來看她。

孫艷玲的媽媽非常確信地說她們家裡沒有家族史，其餘五個女兒也每個人都各自組了家庭，擁有幸福的生活，並且都很孝順。所以孫艷玲應該沒有基因上的問題，生病主要和她的成長經歷有關——在沒有選擇的時候被送給了別人，被寵溺之後又經歷了從天上掉到地上的落差，每天擔驚受怕，不知道明天在哪兒……會不會都給她帶來了很多創傷？

世上最無奈的事情，就是好像明明什麼都沒有做錯，卻承受了根本承受不了的重創。

很多人在生病之初都會不停地問同一個問題：為什麼是我？但精神疾病人可能是連這個都問不出來的一群人——家庭的一片塵落在了身上，人生就此改變，這種情況在患者當中很常見。很多時候，他們是在替一個家庭、一段歷史，或者某種環境「生病」。之前我有位老師曾說，善良的人才會得精神疾病，「因為不忍心怪別人，所以只能怪自己」。

好在孫艷玲自己看起來一點也不痛苦：不高興了，可以把媽媽新買的衣服拿去堵下水道；媽媽不來看自己，也一點都不抱怨；沒有吃的就管別人要唄，有了就分享給所有人；有個「仇人」每天吵吵架，被燙傷了立刻就原諒對方；老公也好，孩子也好，就跟沒有存在過一樣，不會煩惱，也不會想念……。

孫艷玲有一個魔性的口頭禪，喜歡在一句話前面加——「這一天天的！」主任找她談話，她每次都說：「這一天天的，知道了。」弄得主任覺得反而是自己小題大做似的。聽得多了，後來我們也經常在辦公室坐著坐著就會說：「這一天天的。」自己都覺得好笑。她活在自己的邏輯裡，但只要這個邏輯能維持她的世界「正常」運轉，「這一天天的」，就足夠了。

善良的人不再傷心——關於孫艷玲，這是我最欣慰的地方。

我的瘋孩子

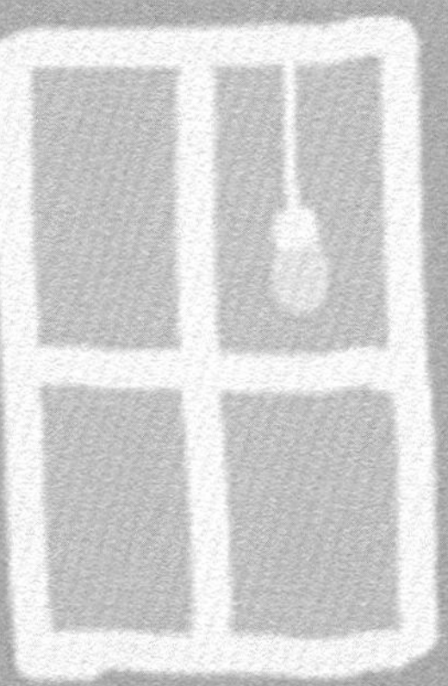

沒有自知力的精神病患不但可能自己被人欺負不懂反抗，還可能被人利用，成為傷害別人的工具。

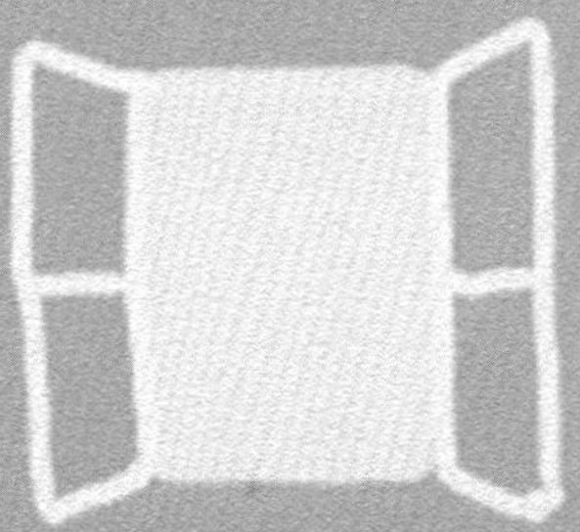

那趟公車在我面前顫巍巍地停下，打開它破舊的門——跑這趟線的都是其他線路淘汰下來的老舊的公車：藍色的塑膠座椅，座位稀疏，車中部空了很大一塊。車開起來總是搖搖晃晃，從火車站發車，坐的人卻很少，不是高峰期得隔一個多小時才有一班。司機也不著忙不著慌，快到站了喊一嗓子：「有下的沒，沒有過了啊。」很多站既沒人上，也沒人下。我也早習慣了這趟車的冷清。

可這回我一上車就覺出哪兒怪怪的：車上一共十來個人，都擠在前排，中間好幾排空著，唯獨最後一排孤零零坐著兩個男人，其中一個人的目光已經直勾勾地朝我射過來了。那是一個很胖的男孩，表情呆滯，眼睛盯著我，好像隨時要衝過來，普通人看到這種眼神肯定會害怕。他身邊的男人看著有五十來歲，頭髮花白，剪得很短，他非常壯，能感覺出來很有力氣。

男人的眼睛始終盯在男孩身上，整個人透著緊張感。男孩一個座位不夠坐，半邊身體溢到了旁邊的座位上。健壯的男人用腿斜著固定住男孩，把他困在兩排座位之間，左手還抓著男孩的手，不時湊到男孩耳邊低聲說著什麼，像在安撫，自己卻一刻都不敢鬆勁。兩人看著像一對父子，能感覺到那個奇怪的坐姿讓他們互相都在使勁，勉強維持著一種緊繃的平衡。

我腦子裡的第一反應就是，他們要去我們科。

01

這條路線之所以冷清，是因為會在一個有點特別的地方停靠：精神科醫院。它就建在風景區的山腳下，有一片封閉病房，我從畢業後就在那兒上班。要到那兒去只能坐這趟公車。

車到了新的一站，司機習慣性要開過去，一個女孩突然從後面追著車大喊，司機一腳車，車上所有人的身子都跟著前傾了一下，女孩快跑幾步上了車。她年輕漂亮，有一頭長髮。女孩的出現一下打破了後排座上兩個男人間微弱的角力平衡。

就在女孩正猶豫著要坐哪兒的時候，胖胖的男孩突然猛地站起來，掙開男人的束縛幾步湊到女孩跟前，一旁的男人像特訓過似的反應迅速，立刻衝上去攔腰把男孩抱住。男孩被拽回了後排座位，還掙扎著要站起來，男人用敦實的身體擋住了男孩。撕扯中，男孩大聲地衝女孩喊著什麼，但說不清楚，嗓音像剛變完聲又鈍又啞，還邊喊邊掉口水，淌濕了胸前一大片衣服。女孩嚇得呆住了，整個人僵在原地不動，周圍人也都沒反應過來。等男人完全控制住了男孩，女孩才喊出一句：「你要幹嘛？」「沒事沒事。」年紀大的男人顧不上給女孩道歉，轉頭嚴厲地對男孩說：「你又不聽話了是不？」隨即從兜裡掏出幾粒藥餵進男孩嘴裡。

我越發確信這個胖胖的男孩是個精神病患，有些老的抗精神疾病藥會有副作用，發胖、流口水，有患者跟我說吃了藥早上起來枕頭跟被水泡了似的。

我一時確定不了男孩具體是什麼類型的精神疾病，但一定病得非常嚴重。這樣的患者發病時會失去社會屬性，表現出動物的本能。男孩看著二十多歲，正是荷爾蒙旺盛的年齡，見到年輕漂亮的女孩自然會產生性衝動。正常人會掩飾或者壓抑，但患者會直接表現出來，和非洲草原上雄獅遇到心儀的母獅會毫不猶豫撲上去是一個道理。

看得出來兒子有點怕父親，吃了藥後就乖乖坐下，不再鬧了，但眼睛還是直勾勾地看著剛剛那個女孩。一路上很安靜，車上再沒有人說話，我知道坐這趟車的往往都是沒有其他線路可以替換的人。女孩沒坐兩站就下車了，不知道是不是真的到地方了。

車終於到了我下的那站。果然，那對父子也在那一站下了車。山腳下，精神科醫院到了。

02

車站距離醫院還有幾百米，父子倆在我前面十幾米遠的地方走著。高大健壯的男人背著一個軍藍色的大旅行挎包，手上還拿著一條寬布繩子，對此我再熟悉不過。那是「約束帶」。我剛當精神科醫生的時候基本培訓裡就包括「練習綁患者」：用各種繩結固定住不受控制的患者，用的就是這種寬布繩。當年我和同事還會互相練習，動不動就把對方綁在床上不給解開。

我尾隨了他們一段，看見男人拿著一張紙跟路過的一個大爺打聽我們醫院，我趕緊走上前，說：「你們跟我走吧。」男人說自己姓牛，是鄰省的，要去我們院給兒子看病。我告訴老牛，跨省醫保只能報銷很少一部分，但老牛眉頭都沒皺一下，絲毫不在乎，一個勁跟我表示：「只要能把我兒子治好，讓我幹啥都行！」

老牛說是單位裡一個之前患病的女同事介紹他們來的。我對他說的那個女患者還有印象，因為她，我們十多年沒上過鎖的女更衣室上了鎖。住院時，她有一次趁外出活動偷偷鑽進我們更衣室，把一個護士的衣服穿在自己身上，還跑到人家面前問，我穿著是不是比妳穿著好看？護士氣得就追。她四處跑，一邊跑一邊擺動自己的身體說抓不著。後來她好不容易把衣服脫下來還給護士，才發現她連人家的內衣內褲都換上了。原來她早就盯上了這個身材和她差不多的護士，一直覺得自己穿護士姐姐的衣服比對方穿更好看。那個護士姐姐要回來衣服就開始洗，大家又好氣又好笑，從那以後就給科裡的更衣室上了鎖。

她和老牛正好是一個單位的，看了她的「療效」，老牛就趕緊帶兒子過來試試。但那個女患者得的是歇斯底里（又稱癔症），受了點刺激，再加上心理作祟，來得快去得也快，和老牛兒子的情況可完全不一樣。

老牛的兒子牛威和孫艷玲一樣，是「花瘋子」，「花瘋子」男女都有，像孫艷玲那樣的女患者，一般喜歡脫衣服，讓她穿上，沒幾分鐘就又脫了；而男的則表現為喜歡露下體，見到漂亮女生還會有冒犯的行為。因為會對「性」表現出極大的興趣，所以往往更讓人恐慌和厭惡。

從老牛的描述來看，牛威發病很早，牛威上幼稚園時就不愛跟人說話，總是一個人在角落玩玩具，到了中學乾脆不願意上學了，老牛問他為什麼他也不說。老牛當過兵，怎麼可能接受一個這麼窩囊的兒子，兒子一不上學他就打，下手也狠，一個耳光能把牛威打到門外去。牛威小時候看到老牛回家就會發抖，有一次甚至尿了褲子。老牛打得越兇，兒子的情況越差，成績倒數不說，有一天還接到老師告狀，說牛威開始跟著女孩上廁所了。老牛意識到，自己的兒子有些不對勁了。和所有做父母的一樣，老牛的後半輩子一下變了天，他從此只為一件事而活：治好兒子。而且他在心裡跟自己起了誓：無論付出什麼代價。

可就在這時，那個對爺倆來說都很重要的女人，卻從他們的身邊悄然離開了。

03

老牛從包裡拿出一遝照片，照片上的牛威剛剛八歲，正在老牛單位的子弟小學上學。那時疾病還沒找上門，牛威在學校的禮堂走廊裡開了個人畫展。大部分的畫都是水彩畫，我不懂藝術，沒法判斷畫得怎樣，但對一個八歲的孩子來說，能開個人畫展就是很厲害的事。老牛也反覆跟我們講老師說牛威的畫很有想像力。

有一張照片裡有好多人，老牛指著其中一個女人說：「這是牛威的媽媽，幾年前走了。」我心裡一下難過起來，雖然精神疾病和精神病患的生活經歷沒有必然聯繫，但確實有很多精神病患都經歷過我們不能想像的生活暴擊，導致「恢復」變得更加困難。我們經常能在病房碰到「屋漏偏逢連夜雨」的病人。

「啥病走的啊？」我問老牛。老牛搖了搖頭，苦笑了一下說：「不是那個『走了』。」

牛威發病後，老牛帶著兒子四處折騰，幾年就花光了家裡的積蓄，親戚間能借的也都借遍了，還是一點好起來的跡象都沒有。牛威三天兩頭出去闖禍，老牛動不動就打，牛威媽媽護兒子的時候還不小心挨過幾次打，家裡一年到頭也沒個安生的時候。

有一天，牛威媽媽突然做了很多好吃的，小牛威吃得非常開心。牛威病了以後就不再畫畫，也不學習了，就喜歡吃好吃的，但因為家裡條件越來越差，媽媽已經很久沒有做過這麼多好吃的了。老牛一邊吃著，一邊心裡就有種不好的預感。果然，第二天晚上，老牛下班回家就見兒子一個人在家，兒子說媽媽出去了。兒子病了之後，牛威媽媽就不出去工作了，在家專心照顧兒子。老牛給媳婦打電話，發現關機了，心裡立刻就明白了是怎麼回事。老牛把兒子哄上床睡覺了，自己弄了幾瓶酒，喝了一整夜。

是怎樣的絕望才會讓一個母親放棄自己的孩子？但就像老牛選擇用自己的後半生托住兒子不斷下墜的命運一樣，也會有人選擇逃離這樣暗無天日又看不到頭的生活。她明白，他也都明白。所以出乎所有人意料的是，老牛平靜地接受了妻子出走的事，沒有苛責，也沒設法去找：「走了還找幹啥？她能過好也算是解脫了，就可著我一個人折騰吧。」

牛威媽媽走了之後，家裡沒人管牛威了，老牛就帶著牛威去上班。老牛是在鐵路上工作的，單位裡倒是沒什麼女孩，也不用擔心牛威惹麻煩。但誰知道老牛忙的時候，牛威會站在跨鐵路的人行天橋上無聊地往下扔石頭，好幾次差點砸著人。主管後來找老牛談話，說大家都很同情他的遭遇，決定一個月給老牛發三千元生活費，老牛也不用來上班了，安心在家照顧兒子就行。

三千元一個月，給牛威看病還是不夠。老牛有個戰友開了個公司，有合適的活就會喊老牛去幫忙。有時需要出海，十天半個月的，老牛跟一趟能賺一萬出頭。出海的時候老牛就把牛威反鎖在家裡，託人每天給兒子送飯。想一想也挺危險的，好在沒出過什麼事。

但讓我們覺得棘手的是，從十二歲發現兒子有異常開始，一直到現在牛威二十四歲，十幾年間，老牛居然沒怎麼給牛威進行過正規的治療！他捨棄了錢，捨棄了自己，甚至捨棄了妻子，一直在用自己的方式「救兒子」。

04

老牛在兒子的治療上極捨得花錢，但牛威的求醫之路就是精神病患能經歷的所有匪夷所思騙局的合集。開始兩三年，老牛實行的是棍棒政策，一聽說兒子幹了什麼見不得人的事就是一頓打。可無論老牛怎麼打，兒子也打不好，老牛開始琢磨兒子是不是「中邪」了，於是想到了「嚇神」。

二〇〇五年，請一次「大仙」得花上萬元，老牛會攢好幾個月工資給兒子「請一次」。我在封閉病房工作之前一直不相信，都什麼年代了，居然還有人信這個，直到我真的在病房裡碰到「大仙」。有些患者會直接讓「大仙」假扮成家屬來病房。這種「嚇神」能把沒病的人都嚇出病來，更何況本來就因為幻覺和妄想在極度恐懼中度日的牛威。

多數家屬踩過的各種坑，老牛都踩過。有一次不知道哪來的一張小廣告，老牛打了上面的電話，按照電話裡的指示帶兒子坐火車到了指定的地方，像特務接頭似的手上拿著一張報紙，然後就有人過來核對暗號。父子倆被帶上了一輛車，車窗縫糊得嚴嚴實實，當過兵的老牛憑本能知道車在火車站附近轉了好幾圈，然後又開了很久的盤山公路，終於在一棟屋子前停下了，一個像道士一樣的人出來迎他們。屋裡住著很多像牛威這樣來治病的人，病各不相同，但都是各種現代醫學沒法治癒的疑難雜症。他們每天給牛威喝一碗「藥」，具體是什麼也不知道，黑乎乎一大碗，牛威喝完就開始吐。「道士」說，把身上的有害物質吐乾淨了，病就好了。治療花出去好幾萬，但老牛一點都不心疼，因為兒子似乎真的「好了」一些。牛威自己也說腦子清醒了，可以和老牛交談了。一個療程之後，老牛信心滿滿地帶兒子下了山。當然，牛威並沒有被治好，當時的「好轉」只是老牛日夜不斷的心理暗示所致。

我問老牛，你當過兵，怎麼會信這些迷信的東西呢？老牛說他也帶兒子去看過正規的精神科，吃了開的藥之後，兒子確實不鬧，也不在街上抱女孩了，但表情呆滯，只知道睡覺、流口水，而且特別能吃，吃藥之後長胖了一百斤，最重的時候將近一百五十公斤。最讓他難以接受的是，醫生還跟他說牛威這種情況一輩子都得吃藥，也不保證會不會好。這相當於給牛威，也是給自己的後半輩子判了死刑，老牛可能打從心裡不愛聽這句話——他內心深處還有個更深的念想放不下：等兒子澈底好了，自己還可以抱孫子。

所以，像是一種絕望到極點之後的反抗，又或者是不想認下醫生對兒子後半輩子命運的「判決書」，十幾年裡，老牛沒有規律地給兒子吃當地醫院開的藥。他知道那些藥有用，但副作用只會毀掉兒子和自己的希望。所以他只在每次領兒子出門時隨身帶著，牛威鬧得厲害的時候就餵幾粒。父子倆就這樣相依為命，後來老牛又帶著牛威上過武當山，還去各地拜過神，每次聽到別人說有什麼辦法能澈底治好牛威的病，老牛就會去試。雖然一再失望，但他仍按著自己的方式守護著兒子和心底的執念，他說擔心哪次自己一懶，就錯過了治好兒子的唯一希望。

在精神科醫院待久了，我見過很多患者的姐姐、媽媽甚至嫂子來照顧的，但很少見到兒子、老公、爸爸。不知道為什麼，變故突降時，先放棄的似乎大部分都是男人。老牛和兒子的經歷讓我既同情又佩服。但老牛這種不按醫囑給兒子服藥的行為，讓牛威既產生了嚴重的副作用，又沒有達到治療的效果。我們不斷跟老牛強調，目前治療精神疾病最有效的辦法就是長期口服藥物，一旦停藥，以前的藥就白吃了。而且精神疾病是慢性病，牛威這麼嚴重的，估計一年半載才能有點效果，最後能好到啥樣確實誰也不能保證。

老牛鄭重地說，這十幾年的教訓也夠了，自己這次想好了，「一切都聽你們的！」

因為牛威體重太重，萬一發病、犯傻，能制服他的只有親爹老牛。主任讓老牛也先留下來，等牛威情況穩定了再說。老牛給兒子辦了住院手續，爺倆一塊兒住了進來。

05

老牛人生得壯，性格仗義，很快和病房裡的患者打成了一片，和科室裡的老好人老田尤其說得上話。

老田是我們剛建成封閉病房不久就住進來的「元老」，可以說是看著病房裡這些病人一個個進來的，基本情況都了解。老田脾氣好，說話又從來在理，人也比較熱情，如果沒生病，肯定是鄰居裡的熱心腸。病房晚上發生點什麼我們都向老田打聽，他能說明白，也比較客觀。

老田和老牛年齡相仿，兩人有很多共同話題，特別聊得來。有一天老牛憋不住問老田：「你這麼好，也不像有病的樣子，幹啥總在這裡待著？外面多好啊。」「那是你沒看到我犯病的時候。」老田說。

我在病房這麼多年也一次都沒見過老田犯病，但聽主任說，老田犯病送進來那次差點失手把媳婦殺了。老牛的想法總是很天真，他說那你也不是故意的，治好了就回家好好過唄。老田只是笑笑。實際上老田犯病的時候會產生幻覺，他控制不了，非常危險。老田的存在就像是在跟老牛「現身說法」：精神疾病真的是一種實實在在的病，像他這麼好的人也會得病，也會在犯病的時候傷害別人。關鍵是得正視它，才能學會和它相處。

牛威住院大半個月時，老牛接到戰友電話，和主任商量後還是決定出海，畢竟需要賺錢才能給兒子治病。牛威的表現也一直挺好，他有點怕穿白大褂的人，我們科的護士也基本上都是快退休的老護士，不會引起牛威的衝動。

老牛把牛威託付給了老田。牛威話不多，像個小跟班似的天天跟著老田。大家開玩笑說老田有這樣一個保鏢，在這病房可以橫著走了。老田也逢人就說，這是我乾兒子。老田愛看人打撲克，牛威也跟著看，大家笑，他明顯不知道笑什麼，但也跟著哈哈大笑，像個大娃娃似的，特別可愛。頭髮花白的老田領著體重是他二倍的胖娃娃牛威一前一後溜達，成了「病房一景」，看起來特別和諧，有種天倫之樂在其中。

牛威飯量巨大，一個人頂三個人，老牛當時還不好意思，找主任說給牛威交雙份飯錢吧，主任沒同意。每天食堂的車一出現，牛威就拿著飯盆在門口等著，每天都是第一個打飯。別人打的時候他已經在一旁吃上了。

很多患者都說看牛威吃飯真香啊，看都看饞了。等其他人打完，牛威的飯盒也見底了，剩下的飯菜就歸牛威隨便吃。

牛威最喜歡的人是我師姐，總是跟在身後「吳姨，吳姨」地叫。每次我師姐去查房，牛威就特別開心，師姐也總是像媽媽似的關心牛威的飲食起居。

師姐跟牛威說：「寶貝你得減肥，你太胖了，想把你爸累死啊。」牛威聽了嘿嘿直樂，但沒兩天真的很配合地開始減肥——之後每天打飯的時候，大家都默契地少給他打一點，他也不鬧。聽老田說他有時候半夜餓了就嘬被角，老田看他實在可憐，就會給他一些餅乾。我們活動室的窗戶正對著通往食堂的小路，牛威一餓就會趴在那個視窗痴痴地等食堂送飯車的出現。我想老牛之前出海把牛威一個人鎖家裡的時候，他也是像這樣等著爸爸的朋友來送飯吧。

大家知道牛威會畫畫，有一天護士拿了筆和紙，說牛威給大家畫個畫吧，畫了給你吃餅乾。牛威求助似的看著老田，老田也想看牛威畫畫，就鼓勵他說隨便畫個啥都行。大家又拿出一張印著鳥的報紙，讓牛威照著畫。牛威還是有些抗拒，跑到他的床上面衝著牆躺著，不理我們。就在大家都放棄的時候，估計是太餓了，牛威真的拿起筆畫了起來，沒幾筆就勾勒出一隻鳥。大家都很驚喜，但牛威誰也沒搭理，拿起那袋餅乾自己吃了起來。

拿起畫筆的時候，他的身上還能看出小時候父母用心栽培留下的影子。

絕大多數時候牛威都很穩定，不知不覺在病房裡自己住了一個月了。有一天我問牛威，你爸去哪兒了？他歪著腦袋跟我說，去賺錢錢了。二十四歲的牛威，一百四十公斤的體重，但哪怕外表再高再壯，你還是沒法把他當成一個成年人——他的所有反應都像八、九歲的孩子。那一刻我突然有點明白老牛這十幾年來身處的那種不斷燃起希望，又不斷被吹熄的困境。

06

老牛出海回來正好是櫻桃成熟的季節，他拎著兩大兜子櫻桃，一袋黃的，一袋紅的，回來了。老牛說他們那裡出產這種大櫻桃，很好吃，一定要帶回來給大家嘗嘗。老牛拿得實在太多了，樓上樓下所有患者和所有醫護人員一起吃，到下班都沒有吃完。

牛威見到父親，比每天見到送飯車還開心。只見他很熟練地接過父親的軍藍色挎包，打開，從裡面拿出各種好吃的自顧自吃起來。原來每次父親出海回來都會給他帶很多好吃的，算是爺倆間的小浪漫。牛威認真地吃，老牛就在一旁靜靜打量兒子：自己走的這一個月，兒子吃了新換的藥，瘦了十多斤，看起來精神了，也不再滿嘴口水，表情也不那麼呆了。老牛的欣喜從眼底溢出來，他自責地說自己把兒子耽誤了，「早來就好了，早來兒子早好了」。

老田把牛威畫的那隻鳥拿給老牛，老牛翻來覆去地看，又拿出他隨身攜帶的兒子當年開畫展的那些照片跟老田講：「當年他真的很有天賦，都是被病給耽誤了。」如果不是當著很多人的面，老牛估計會當場老淚縱橫。老牛說自己做錯過很多決定，早期拒絕承認兒子有病、暴力對待兒子、到中間「請大仙」、相信小廣告、求神拜佛……十二年，這個父親繞了很多彎，連帶著兒子也受了很多罪，但他始終沒想過放棄。我也很感慨，我不知道如果陪著牛威的不是老牛，結果會更好還是更壞，但我確信如果老牛不是一個意志力非常堅定、內心非常強大的人，牛威撐不到現在這一步。

整個過程，牛威都在一旁吃著爸爸給自己帶回來的好吃的，對父親和我們這些圍觀人心裡的情感波動絲毫未察。

老牛想好好謝謝老田，跑去跟主任說想帶老田出去喝酒，主任一聽毫不猶豫就拒絕了。老牛還爭辯，說老田比正常人都好，怎麼可能會出事。主任氣壞了，說你能住就住，別給我找事。到晚上查房，老牛還在跟我抱怨，說，你們主任咋那麼不通人情？老牛的世界很簡單，認的理就那幾個，但夠用，合乎他理的事就該做到，比如男人就該撐住家，父親就該救兒子。

牛威坐在床上把老牛帶回來的好吃的擺了滿滿一床，見我去了，拿了個蘋果給我。我看見他枕頭邊上有一些糖和其他的零食，就逗他說我要那些。他趕緊護住那個口袋，拿起裡面一塊巧克力說，給你這個就行了，「只有這麼多了，那些是給吳姨留著的」。能在不犯病的時候正常地交流、表達感情，這對牛威來說已經是巨大的進步了。

老牛再一次放心地出海了。這次走的時候他特別高興，哼起了小曲。

老田的存在讓老牛安心，精神科醫院裡不都是瘋子，而且大家把牛威照顧得這麼好，兒子也在一點點好轉，他再一次看到了「治癒」的希望。

老牛走後，牛威還是像小尾巴似的成天跟著老田。就在我們以為日子就這樣平靜過下去的時候，科裡輪轉來了一個漂亮的小護士。那天早上，查房之前我就擔心牛威，但牛威一早上都憨憨地跟著他的「吳姨」，沒有任何異常。大家漸漸放下心來。沒想到等漂亮的小護士一個人上樓時，牛威突然從後面抱住了她。事情發生得太快了，誰都沒反應過來。小護士嚇哭了，老田他們衝上去想把牛威拉開，但他死都不鬆手，最後主任、看護都上了才把牛威拉開。牛威像憤怒的野獸，死命地掙扎，邊掙扎邊號叫，大家合力才把他綁到床上。小護士哭了很久，我們也特別不好意思，不停地解釋，生怕給小姑娘留下什麼心理陰影。第二天小護士就轉走了。被綁在床上的牛威依然在死命掙扎，鐵架子床幾乎被他一點點蹭到了病房中央。後來實在沒辦法，我們給他打了一針，他安靜下來，睡了過去。

牛威醒的時候天都黑了，老田給他留了晚飯，一直放在開水器上熱著。老田讓他吃飯，牛威居然不吃。老田又拿出老牛放在他那兒給牛威加餐的零食，牛威也不吃。這是我們第一次看見牛威不吃東西。從那以後，牛威多了一個毛病，開始在病房裡手淫。無論時間地點，無論身邊有沒有人，他上來那股勁就開始。每到這個時候，老田就搖搖頭，給牛威身上蓋個被子遮一下。老牛出海也沒法聯繫，我們只好給牛威加藥。加完藥之後，牛威手淫的行為明顯少了很多，但也不再在我們查房的時候吳姨前吳姨後地跟著了，和老田看別人打牌也不跟著哈哈大笑了。整個人就像木頭一樣，跟他說話也沒什麼反應。老田心疼地說，這孩子被藥給「拿住」了。

07

老牛出海回來，又像上次一樣拎著好多吃的興沖沖地來醫院，但等待他的卻是呆立的兒子。老牛失望得顧不上把好吃的拿出來給大家分發。老田把事情的經過跟老牛講了，老牛越聽越著急，一方面因為兒子病情的反覆，一方面又想為兒子喊冤，情急之下跑去找了主任。

自從上次主任不讓老牛帶老田出去喝酒，老牛就對主任有意見了。主任說了事發經過和我們的考慮，老牛還是很生氣，衝著主任喊道：「如果我要這樣一個兒子，還用得著大老遠跑到這兒來治嗎？我口袋裡的藥就能把孩子拿住！」老牛說自己每次都是控制不住了才捨得給幾粒，生怕把孩子吃壞了，他說：「我那麼信任你們，把孩子交給你們，你怎麼能不拿人命當回事呢！那個護士都走了，為什麼還要給孩子加藥？還要把他吃傻？以後病房不讓年輕護士來不就好了嗎？」老牛滿心滿眼只有兒子，漂亮小護士會讓兒子犯病，那小護士就不能來精神科了。主任也急了，跟他喊：「那他這樣出去了，大街上的女孩呢？都不能上街了嗎？」沒有自知力的病人不但可能自己被人欺負不懂反抗，還可能被人利用，成為傷害別人的工具。很多年前，我隔壁有個姐姐騎自行車的時候突然被人推倒了，她爬起來，看到旁邊幾個賣水果的在哈哈大笑。原來是有個小販給了那個經常在街上流浪的精神病患一個蘋果，用水果指使那個病人推的。

老牛氣哼哼地張著嘴，也想不出怎麼反駁，就像他一直不理解為什麼主任不讓他帶老田出去喝酒一樣——當周遭的一切和「治好兒子」這件事發生衝突時，他的第一反應永遠是，那就捨棄。妻子要走，他捨棄了；鐵路的工作無法維持生計，他捨棄了；現在小護士會刺激到兒子，那麼也該捨棄。他不斷地向內捨棄，丟掉一切阻力甚至丟掉自己，現在又向外捨棄，要求別人也要像自己一樣。但那只是適用於老牛世界的簡單道理，沒法幫他解決現實裡這些複雜的問題。老牛和主任談完非常鬱悶，回病房打算找老田喝酒，又想起來老田出不去，更鬱悶了。他跟兒子說了幾句話就一個人出去了。

晚上回科裡的時候，老牛滿身酒氣，護士大姐看他醉醺醺的沒讓他進。科裡有很多專門來戒酒的患者，他身上的酒味兒會把那些人的饞蟲勾出來，病房就沒個安生了。老牛也沒為難我們，坐上那輛把他拉來的計程車又回市裡了。老牛走後，我和值班的護士大姐、看護聊天。在病房這麼多年，像牛威這麼嚴重的年輕患者沒幾個，治得再好也夠嗆能讓老牛抱上孫子，他的心思根本達不成。「老牛這樣辛苦，啥時候是個頭？」護士大姐沒回答，轉而問在封閉病房幹了十多年的朱姓看護：「如果你是老牛，你怎麼辦？」但我們都替不了老牛。這個問題，我更想知道老牛的答案。

08

第二天一早還沒上班，老牛就來科裡敲門了。我發現眼前的老牛不一樣了，整個人精神了很多。老牛說昨天晚上他睡了一會兒就醒了，旅館旁邊正好有個澡堂子，他想反正也睡不著，就去泡了個澡，順便剪了頭髮，刮了鬍子。

老牛一晚上沒睡，想了很多，明明該難受的，卻越想越輕鬆了起來。

自從牛威病了以後，尤其是牛威媽媽走了之後，老牛說自己好多年沒有再放鬆過了，自己以前經常和戰友們去泡澡，「幾個男人一起，泡得熱乎乎的，吹吹牛，生活中的煩心事也就不那麼惱了。」他想明白了，他決定把牛威帶回當地去治療，好好治，不自己瞎整了，都聽醫生的，還是要相信科學。老牛把想法跟主任說了，還引用了我的話，「陳醫生說了，要做好打持久戰的準備。」

我覺得，真正促使老牛做出選擇的，可能就是他去澡堂那一晚。老牛那時想了什麼，又得了怎樣的解法，沒有人知道。或許是氤氳的水汽讓他短暫想起了生命中那些最輕鬆、最愉快的日子，那裡有意氣相投的戰友、溫柔陪伴的愛人，還有可愛聰明的兒子，那些回憶一定給了他很多力量。關上水龍頭的那一刻，老牛也關上了自己執念的閥門。他明白，只有讓自己回歸到正常的生活，才能陪伴兒子進行更久的治療，讓這個家庭擁有真正「痊癒」的機會。

我一直不贊成用「榨乾一個家」的方式治療精神病患。精神疾病或許暫時是不可治癒的，但精神疾病家庭並非沒有出路。經常有親戚朋友問我精神疾病全國哪兒治得最好，其實只要是一定級別以上的醫院都差不多，關鍵在於「量力而行」——比起醫療條件，對精神疾病家庭來說更重要的是方便，因為這樣更容易堅持。治療精神疾病不是一朝一夕的事，凡是卯足了勁要一下子「戰勝」精神疾病的想法，最後都會因為不能堅持半途而廢。更長遠的課題其實是病人、家屬怎樣和這個病相處。所以我常跟患者和家屬說要「可持續發展」，做好打持久戰的準備。

老牛回去打聽了幾家當地的醫院，對比了環境之後就把牛威接出院了。

很快一年過去，又到了櫻桃成熟的季節，病房裡有家屬送來了櫻桃。每到這時就會有人想起老牛，說只有老牛帶來的櫻桃最甜最大最好吃。沒過幾天，老牛真的提著大櫻桃來了。他說來這邊辦事，順便看看大家。我們找來大盆洗櫻桃，還是老規矩，一盆紅色的，一盆黃色的，所有患者醫護都來吃，還是吃到下班都沒吃完。老牛還專門給老田帶了一隻燒雞，說下酒菜我給你帶來了，但主任不讓你喝酒我也沒辦法，反正心意你得領了。說完，兩個過半百的男人一起放聲大笑。

老牛在病房裡住了一晚上，帶回了牛威最新的消息。他說牛威的新醫院挺好，他一週中找時間會去看看，那邊也有個差不多的「老田」，天天帶著牛威，自己也放心。他說自己這一輩子盡是遇到好人。戰友還打電話讓他跟著出海，但自己年齡一天天大了，也幹不動了，就又回單位上班去了，不然不幹活白拿單位的錢心裡不踏實。牛威也有低保，一個月花不了多少錢，大家也挺照顧牛威的。至於能好成啥樣，他說：「那是天說了算的，不是我能決定的。「老牛現在的奔頭變成了稍微給牛威攢點錢，自己真老了不能讓牛威餓著。政府管基本的吃藥，但牛威胃口大，沒有好吃的可不行。

我忽然想起老牛醉酒出走那天，看護朱師傅的答案——「精神疾病這個事得早治，治不好了就得認，你跟它硬碰硬沒有用。如果我是老牛，我就把孩子放在當地醫院，自己也得好好過啊。不然這一輩子盡是苦了。」

老牛身上有很多精神病患家屬的影子：從不承認到找出路，再規劃好一切，直至讓「與自己和解，相信要打一場持久戰」成為貫穿後半生的命題。

老牛或許也沒有完全放下，但他知道兒子最需要的是穩定、回歸正軌的生活，而自己就是那雙牽他回家的手，那個在之後時間裡陪伴兒子最久的人。所以他得先學會保重自己。

精神疾病人的家屬和精神科醫生有時候就像並肩作戰的戰友，有一種不需要語言也能交流的默契。那天晚上，老牛和老田聊到半夜，第二天早上跟著我們回城的班車走了。我不相信老牛是「順便」來看我們的，因為除了送櫻桃，他的有些心情也只有我們才能聽懂。

仔細想想，需要正視磨難，與自己和解的不只是老牛。生活本就是一場持久戰，老牛的選擇或許是一條出路：過好自己的生活，陪伴那些你在意的人走更遠的路。我很確信，往後，我們都會出現在彼此的回憶裡：老牛給我們甜櫻桃，我們給他力量。

跟著媽媽去流浪

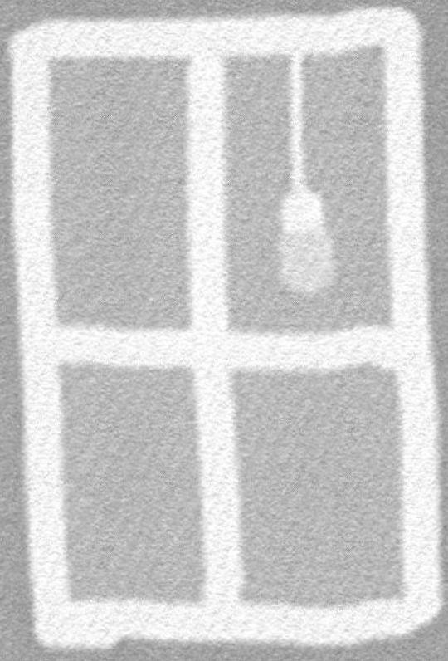

精神疾病的確會改變人的認知，但一些本質的東西不會變，只會更加明顯。

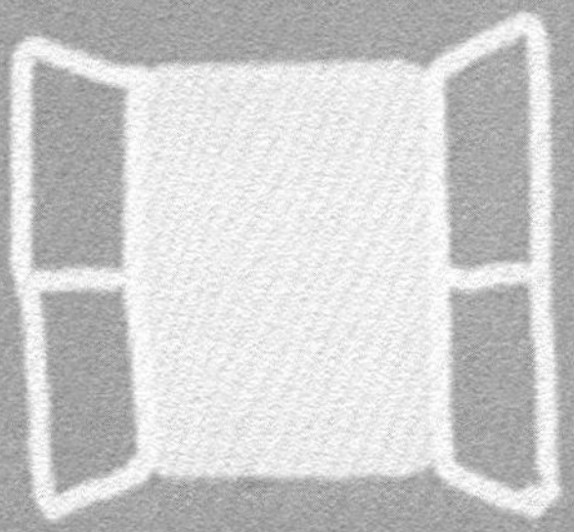

小倩告訴我，她對「那個人」的記憶是從十歲開始的。

一天晚上，不記得是什麼原因，小倩自己一個人待在家。半夜醒來，她看到床頭坐著一個人。那個人的身影好像拼圖，開始是一片一片散落的，後來逐漸清晰，慢慢組合起來，就像3D成像。他開始和小倩說話。小倩伸手去摸，摸不到，那個人明明就在眼前，卻怎麼摸也摸不到。她很害怕，硬是摸黑走到了姥姥家。

進屋的時候，小倩感到一陣解脫。可當她最後回過頭，發現那個人正在跟她揮手道別——我以後再找妳玩。見到「那個人」之後，小倩意識到，自己真的是瘋子的女兒。

01

小倩清晰地記得，在學校裡，總有同學喊她是「瘋子的女兒」。她在學校沒什麼朋友，一直是被欺負的那個，同桌男生會揪她的辮子，或者故意擋著不讓她出去。小倩如果要離開座位，只能從課桌底下爬出去。有時為了能減少上廁所的次數，她白天幾乎不喝水。

在小倩的記憶裡，她的整個童年好像都在跟著媽媽流浪。媽媽會帶上小倩兄妹三人一起上路，小倩和哥哥牽著手走在田邊，媽媽背著妹妹在前面走。那一年，哥哥六歲，小倩四歲，妹妹只有一歲多。渴了，他們就喝小溪裡面的水。餓了，媽媽會從垃圾桶裡撿東西給他們吃。小倩記得路邊漂著水草的溪水帶著土腥味兒，「得慢慢喝，才會有一股清香。」

但記憶總是陽光燦爛的，他們有時會在小溪裡抓魚，有時會停下來拔狗尾巴草。流浪很快樂，只是流浪的最後一站通常是派出所。會有不認識的好心人發現這隊流浪者的「異常」，找來員警，把小倩一行人接到派出所。不認識的叔叔阿姨給小倩找來乾淨的衣服和鞋，拿來吃的，還找來藥給媽媽吃。過不了多久，姥姥、姥爺就會出現，把大家一起接回家。

回家的路上，小倩帶著出遊歸來的興奮，但姥姥總是在哭，小倩年幼時不知道為什麼，現在想想，她說：「（姥姥）大概覺得我們都瘋了吧。」

02

很長時間裡，「那個人」沒有再出現。小倩順利上完了小學、中學，她快要把那個「以後再找妳玩」的約定忘記了。

很多精神疾病人的孩子，無論年齡大小，性格多是自卑的，小倩也一樣。小倩的成績不太好，和男生的關係也不好，勉強上了大專。但上了大專後，突然有一天，她聽見有人誇自己「長得好看」。小倩鼓起勇氣仔細照鏡子，就像《新白娘子傳奇》裡面那個臉上有疤的玉兔精，不停地照，一遍遍地確認鏡子裡那個女生就是自己。宿舍一樓有一面校友贈送的屏風，屏風上有面大鏡子。以前小倩路過的時候，都是低頭快步走過的，生怕多看一眼鏡子裡的自己。從那之後，她每次路過宿舍一樓的大鏡子，就不再低頭快步走過了，而是會像很多女生一樣，偷偷瞄一眼，或者在鏡子前站一會兒。

那大概是小倩第一次自我意識的覺醒。

她發現男生並沒有那麼討厭自己，小學的男生會畫「三八」線，要繞著走才能回到自己的位置，她說：「我簡直就是他們的奴隸。」但大專期間，有男孩追求小倩，她暗戀班裡最帥的男孩，自己也愛上了學習。很快，她有了一段初戀，那是一段異地戀，他們最終還是分手了，「我們一直在吵架，他把我甩了，我太痛苦了。想出家。」這是小倩一直以來的想法。但一次心理諮詢時，小倩忽然意識到，初戀當初或許是聽了自己的話才選擇分手的。

03

畢業後，小倩在一個學校門口賣奶茶。一開始，她並沒有注意到那個員警。直到有一天，隔壁文具店的老闆娘提醒，她才發覺有個員警來店裡的次數確實有點多。員警這個職業，小倩並不感到陌生。小時候，在流浪的最後一站——派出所，幫助他們最多的就是這樣的人。小倩覺得員警都是好人，能給人一種莫名的安全感。但那個時候，她心裡隱隱約約知道對方常來光顧的目的。她緊張、期待，又特別慌亂。她的自卑再次出現了。

每次，她只要遠遠看見那個員警來了，就想把店門關了。或者，她會假裝去廁所，然後躲在裡面，很久都不出來。「真遇到那個喜歡的人，感受最強烈的不是高興，而是害怕。」

那個員警對小倩窮追不捨，經過多次試探，他們確定了戀愛關係。小倩說，那時候，他倆無話不談，甚至連小倩的媽媽是個精神病人，員警也能接受。愛情讓她一陣狂喜，但感情的濃度太高，小倩有點承受不了。她開始理解媽媽為什麼總要往外跑——當情緒濃烈的時候，喉嚨裡像有個東西堵著，咽不下去，吐不出來。自己的心臟像被一隻手握著，時不時地被亂捏。她內心煎熬，患得患失，狂喜之後又有巨大的悲傷和失落。戀愛期間有好幾次，兩人濃情蜜意之後，小倩就突然「人間蒸發」好幾天。小倩覺得，自己必須離開，如果不走，就會被什麼看不見的東西吞掉。「我看不清它的樣子，但我知道我沒有辦法和它抗衡。我第一次感到那麼害怕。」

這種害怕源於小倩擔心自己會變成媽媽。更糟糕的是，小倩覺得，自己已經在變成媽媽的樣子了。

04

一九八〇年代初，一個花邊新聞在閉塞的小鎮裡爆炸了。一個男人在結婚前夜丟下新娘，跟別的女人跑了。那個被拋棄的女人就是小倩的媽媽。

小倩媽媽年輕的時候很漂亮，學習也好，但兩次考試都發揮失常，連考了兩次大學都落榜。上大學的夢碎了，家裡給她安排了相親。當時，她並不知道男方已經有了戀人，是迫於家裡的壓力才跟她交往的。結果，在結婚的頭一天晚上，新郎與他的戀人私奔了。

一個女人在結婚前夜被拋棄，在那個年代太不光彩了，各種說法都有。小倩的媽媽一向性格要強，受不了打擊，瘋了。和其他瘋子不一樣，她瘋的時候不打人不罵人，只是嘴裡自言自語，漫無目的地四處遊蕩。跑的次數多了，小倩的媽媽更出名了，她成了十里八鄉有名的「瘋婆子」。

在醫院治療一段時間後，小倩的媽媽病情逐漸穩定。家裡迫於無奈，降低原先的擇婿標準，把她嫁給了小倩的爸爸。小倩爸爸是瓦匠，家在農村，他做夢都沒想到自己能娶到鎮上的漂亮姑娘。婚前他就知道小倩媽媽有病，可他毫不介意。婚後，他們一共生了三個孩子。哥哥、小倩，還有妹妹。

結婚生子那幾年，小倩媽媽和所有正常的媽媽一樣，在家洗衣服、做飯，照顧孩子，一次都沒有離家出走過。小倩的姥姥、姥爺一度以為女兒好了，小倩的爸爸也爭氣，他從一個瓦匠一直做到了他們當地的小包工頭。

但在一九九〇年，小倩爸爸出事了。一天，他在工地幹活，不小心從高處摔了下來，沒多久就去世了。小倩的媽媽受到打擊，再次開始到處遊蕩。不同的是，這次，她的身邊多了三個幼小的孩子。按照姥姥、姥爺的說法，他們母子四個在外流浪的日子只持續了很短的時間。他們處理完女婿的喪事，就把女兒送去醫院住院了。但在小倩的記憶裡，跟著媽媽流浪貫穿了她的整個童年。她清楚地知道，母親的瘋病和被拋棄脫不了關係，沒準哪天就輪到自己。

05

小倩不斷逃跑，只是每一次留給她「人間蒸發」的時間越來越短了。追求她的員警小夥總能利用自己的刑偵手段，很快把小倩找回來。「我小時候總想躲起來，心裡不想被人找到，又期望被人找到。」員警無意中滿足了小倩的心理需求，給了她戀愛中從沒有過的安全感。

小倩知道，媽媽每次發病都是因為情傷。她七歲的時候，媽媽嫁給了她的繼父，那個木匠。兩個人會打架，但這個男人其實對小倩媽媽很好，他們生下了一個兒子。之後的二十多年，小倩的媽媽仍然有很多的精神症狀，但再也沒有外出流浪過。

小倩決定不再逃避，她想要結婚生子，像媽媽一樣，她說：「有個小生命，我就不會孤獨了。」二〇一三年，他們的女兒出生了，這樣平靜的婚姻生活卻並沒有持續多久。小倩發覺自己跟老公相處的方式跟媽媽和繼父一樣。每次她和老公吵架，就指責對方嫌棄她是瘋子的女兒，會不要她。雖然老公一次次地保證，卻都不能打消小倩內心的恐懼。她說：「我已經偏執了。」

發現自己越來越像媽媽，小倩崩潰了：「我是一個瘋子的女兒。」她心裡無數次地想：我已經在瘋的邊緣了。就是這時，「那個人」再次出現了。

06

二〇一四年的夏天，一個下午，小倩坐在老公的車上睡著了。到了地方，老公看小倩睡得正香，就沒有叫醒她。想著反正只離開一小會兒，馬上就回來。

當小倩醒後，發現自己一個人待在地下車庫，覺得天都塌了，她說：「他還是把我扔下了。」小倩在車裡大哭大鬧，可沒人聽見。

小倩的老公並沒有按時返回，他中途碰到同事，兩人開始談案子。一談幾個小時過去了，他澈底把小倩還在車裡的事給忘了。「我一個人在車裡，從歇斯底里到澈底絕望。」小倩事後平靜地說。

她待在地下車庫封閉狹小的空間裡時，「那個人」出現了。十歲那年，小倩和他見過，她一度以為自己已經忘記了。她說：「我再也沒有見過這個人，一直以為是自己做夢。」再次邂逅那個人，小倩沒有再感到害怕。「我知道他不會傷害我。他說他要帶我離開這個地方，雖然我不知道是哪裡，但是我願意跟著他走。」其實小倩依然待在車裡，哪裡都沒去。

只是她老公回來的時候，發現小倩已經神情恍惚，一個人在那裡自言自語。老公嚇了一跳，使勁地搖小倩。「一開始他搖我的時候，我覺得那個聲音很遙遠，漸漸地，周圍才變得清晰起來。」

這是精神疾病的一個典型的症狀——幻視和幻聽同時出現，而且她對「那個人」無比信任。每當幻覺出現的時候，小倩就會感到痛苦煎熬——她想擺脫那個人，又想跟著那個人走。「我也是精神病。」此後，小倩每天都在想這件事。小倩開始變得情緒非常不穩定，經常莫名其妙地發脾氣。腦子清醒的時候，小倩十分暴躁。幻覺出現的時候，她又感到非常地痛苦煎熬。可員警老公不僅不嫌棄她，還非常隱忍，這讓小倩更自卑了。她說：「我根本不配他對我這麼好。和我在一起會毀了他。」小倩開始有了離婚的念頭。

有一段時間，小倩自己都隱隱地感覺到媽媽的基因在她體內指揮。她開始和媽媽一樣，不斷地離家出走。每次出門，她自己都分不清是幻覺還是現實。她抱著孩子，一聲不響地去過西藏、雲南……還有東南亞的國家。

一開始，老公發現老婆孩子都不見了，慌得到處給人打電話。次數多了，他也就習慣了。他是員警，無論小倩走到哪裡，他都能找到她。在一些幾百幾千公里以外的地方，小倩也會遇到老公的朋友，他們受託帶來問候，並希望小倩留下一個聯繫方式。這種安全感曾經支撐起小倩，但婚前的甜蜜現在也變成了一種巨大的心理負擔，小倩總是想離開。「去哪裡不知道，就是想走。」

小倩要離婚，她開始經常打老公，男人不還手，也不肯離婚。小倩的媽媽都看不下去了，勸她：「妳別把妳老公打死了。」可小倩喜歡這種摻雜著暴力的熱烈的生活，仿佛只有這樣，她才能感覺自己還活著。最瘋狂的時候，小倩不打老公，而是狠狠地打自己。她用擀麵杖把自己敲得頭破血流。

二〇一五年，她老公實在不忍心看小倩這麼痛苦，終於同意離婚了。

07

距離小倩離婚，已經過去一年兩個月，身為精神科醫生的我，第一次見到了小倩。那是在一個心理諮詢培訓上。小倩自願上台，把自己的經歷作為「案例」，講出來供大家討論。就在她平靜地講述自己跟著媽媽流浪的過程時，台下很多見過「世面」的專業的精神科醫生、心理治療師都失控了。有人拚命憋住眼淚，有人小聲抽泣，還有人抑制不住放聲大哭，聲音越來越大。甚至有個熱心的阿姨騰地一下站起來，衝上去，想抱小倩，小倩卻靈活地閃開了。

小倩不得不中斷回憶，著急地解釋：「你們不要同情我。對我來說，那是一段美好的記憶，我一輩子都在尋找這種和媽媽一起浪跡天涯的感覺。」

當天，培訓現場一度陷入混亂，老師不得不臨時宣布休息，來緩解大家緊繃的情緒。在我的職業生涯中，這種情況僅此一次。

但在一週的培訓結束之後，小倩立刻退出了因為培訓而臨時建的微信群，不再參與大家的討論，也不和任何人聯繫。她好像從天而降，巧笑嫣然地給大家講了一個特別悲慘的故事，任務完成就消失了。後來的學習中，大家不知道她的名字，但還是會經常提起她，大家叫她「那個跟著精神疾病媽媽流浪的女孩」。

就在我以為自己不會再見到她的時候，二〇一七年三月，我正在查房，突然接到一個陌生電話。「小倩？」當我聽清電話那頭的話時，無比意外。

小倩說她繼父因為癌症去世了，她媽媽又有點發病了。

小倩知道，媽媽的每一次出走都和感情受傷有關，這一次，他們格外地擔心，所以趁著媽媽還沒有出走，就送來住院了。她說記得我是精神科醫生，想讓她媽媽到我們科裡來住院。我後來知道，在那次的培訓現場，我們觀察小倩的時候，小倩也在觀察我們。在一次談話中，小倩坦白：「那天我看見妳沒哭，所以才來找妳。」

08

幾天後，我在辦公室見到了小倩的媽媽——這個「故事」裡的女人。和大多北方女人不一樣，小倩媽媽個子瘦小，竟還透出一種江南女人的秀氣婉約。「陳醫生好！」她說完，就趕緊往女兒身後躲，搓著衣角，像個害羞的小學生。

小倩媽媽已經患病三十多年了，她的精神疾病多次發作，服藥也是斷斷續續的。奇怪的是，她並沒有精神疾病人典型的「面具臉」，而是雙眼有神，表情靈活。她說話流利，只是有時候我們問東，她答西，像是故意不好好說話似的，其實是因為病的時間太長，她已經思維散漫了。如果不是深入交流，普通人很難察覺出小倩的媽媽是個「資深」的患者。

精神病人常常被人叫「瘋子」。他們發病嚴重的時候，會有一些怪異的言行。我在精神科工作久了，總能透過病人的一些症狀看到他們生病之前的樣子。我們這裡有位女患者，一遇到別人倒楣的事，就會毫不掩飾地拍手大笑。聽說她生病前就喜歡搬弄是非，挑撥離間。有個八十多歲的患者，總覺得自己只有十歲，非要大家喊她「喜兒」。每次上了公車她就主動讓座，硬逼著別人坐下，講禮貌的樣子特別可愛……。

精神疾病的確會改變人的認知，但一些本質的東西不會變，只會更加明顯。小倩媽媽的本質裡就有一種特別明顯的羞怯和敏感。我問她：「小倩說妳每天都在屋裡說話，妳在跟誰說話呢？」「就那些人，妳不認識。」她說。

「都叫什麼名字？都是幹什麼的？」小倩著急，大聲地問。小倩的媽媽先瞪她，又看我，像孩子賭氣似的，再問什麼都不回答了。

我不知道是從什麼時候開始，這對母女把彼此的角色互換了。小倩留在醫院裡，經常因為一些瑣事大聲訓斥媽媽。小倩媽媽嚇得縮脖子，然後又會用一種同樣淩厲的眼神回望女兒，像是青春期少女「奓毛」，挑戰家長的權威。

一次，我在查房，竟然碰到這對母女在病房裡打架。我趕緊過去，把兩人分開，問為什麼打架。「她一點也不聽話，不喝牛奶。」小倩一邊恨恨地說，一邊撫著自己亂糟糟的頭髮。她的頭髮很長，有點捲，像海藻一樣。她把媽媽拔掉的頭髮撫成一小撮，像拿出受害證據一樣遞給我看，然後又瞪了她媽一眼。我看著小倩的媽媽，她好像也知道自己錯了，嘟囔了幾句，就拿起桌上的牛奶咕嘟咕嘟喝了起來。她的胳膊被掐出了印子，但她似乎並不是很在意。暴力好像是這對母女習以為常的交流互動方式。我站在一旁，勸也不是，不勸也不是，尷尬地站了一會兒，就自覺地離開了。

我有點不敢想像，就是這樣一個精神病患，在九〇年代初，竟然能帶著三個孩子到處亂跑。這其中哪怕任何一次遇到壞人，他們的人生都會完全不一樣。

09

就在我對小倩媽媽的困惑還沒有得到解答時，一天早上，小倩哥哥帶著家人來醫院了。小倩說過，他哥中專畢業以後開了一家便利店，如今夫妻恩愛，生活幸福。這個黑黑壯壯的男人對我禮貌客氣地微笑著。我不知道他的內心會不會像小倩一樣，害怕自己有精神疾病。他也跟母親一起流浪過，而且是幾個孩子當中年齡最大的，童年的記憶可能會更深刻。

精神病人的子女大多體內像潛藏著一枚炸彈。他們不知道什麼時候這顆炸彈會被引爆。小倩哥哥說，這次帶姥姥、姥爺來省裡檢查身體，順便過來看媽媽。小倩姥爺是退休的中學老師，一看就是極有教養的人。他表情嚴肅而隱忍，感覺什麼難事都不能將他打垮一樣。雖然女兒是精神病患，但她的孩子們都挺有出息的。小倩和哥哥都有自己的生意，妹妹研究生畢業已經工作，後來出生的弟弟也考上了大學。小倩媽媽本來坐在床上跟隔壁床的患者聊天，見到年邁的父母進屋，立刻站起來。她背著手，低下頭，有點像上自習課講話被班主任逮住的學生。姥爺問小倩，這幾天她媽媽在病房表現怎麼樣，有沒有給醫生添麻煩？小倩一一回答，他又囑咐女兒要聽醫生的話，之後就離開了，整個過程平淡自然，又乾脆俐落。

小倩姥爺這次簡短的來訪，讓我開始思考一個問題——為什麼小倩媽媽病了這麼多年，整個家並沒有像別的病人家庭一樣一片黯淡呢？

他們沒有把精神疾病當成一種不可告人的恥辱，而是當成家庭的一部分。小倩會帶女兒來醫院。這個三歲的小姑娘會主動站出來自我介紹，給姥姥唱歌跳舞。讓人看了就忍不住想照顧她。她是被人保護得很好的那種孩子。他們一家人相親相愛，甚至比很多正常家庭的聯接更加緊密。

看到這家人，我突然想起了一個老師的話。他在德國參加精神科年會，第一個上台發言的不是精神科專家，而是一個精神病患。那個患者給大家講述了他從和精神疾病鬥爭到和諧共處的經過，為大家提供了一條思路。

很多人想「戰勝」精神疾病，顯然，這不是光靠意志力就能做到的，目前的治療手段也只能控制和延緩病情的進展，用我們的行話來說，在精神科沒有「根治」這一說。所以，最好的解決辦法就是和「精神疾病」和諧共處。這種最先進的精神疾病治療思想，在小倩他們家人身上完美地實踐著。

10

小倩媽媽住院期間，一點精神疾病症狀都沒有。這一點，小倩也感到非常奇怪。在家的時候，她媽媽整天自言自語，到了醫院卻十分安靜。她吃飯睡覺都很正常，和同屋病友也相處得很好。兩週之後，我和小倩商量，可以讓她媽媽出院了。「那我媽媽還會再跑嗎？她年齡這麼大了，外面車多，我真擔心會有危險。」小倩說。這倒是很現實的問題。我能想到的就是讓她身上帶GPS，如果不見了，根據定位去找。

關於精神疾病的治療，有時候，我們是允許症狀殘留的。首先是因為目前的治療方法不一定可以完全去除所有的症狀，其次，像小倩媽媽這樣的，和幻覺一起生活了幾十年的人，這已經成了她生活的一部分。殘餘症狀沒有造成現實的傷害，留著就留著了。如果讓幻覺徹底消失，說不定她會更加孤單。

小倩同意了。出院當天，來接她們的是小倩的前夫，也就是那個員警。在小倩媽媽住院期間，他來護理過幾次，坐下來就給小倩媽媽削蘋果，剝橘子，兩人相處得很好，而且非常自然。這個男人做事乾脆俐落，很快就把東西打包好，還到辦公室來跟醫生們道別，很周到。小倩說，雖然離婚了，但他們現在也是朋友。後爸去世了，媽媽搬來和自己住。前夫住在附近，經常來家裡幫忙。「後悔離婚嗎？」我問小倩。

「不後悔。」小倩說這句話的時候，一點猶豫也沒有。她說，前夫是個好男人，重情重義，但自己還有很多的內心衝突沒有處理，「我必須要自己解決它們！」

小倩媽媽每一次發病都是因為「失去」，小倩覺得自己命中註定要重複媽媽的經歷，所以她選擇「主動失去」——離婚，帶著女兒離開。

「離婚，是因為我體內的一些我無法控制的東西的影響。」小倩給我打了個形象的比喻——命運就像多米諾骨牌，一個壓一個。「我現在做的就是轉過身去，擁抱那個壓在我身上的骨牌，那下一張牌就不會再倒下。我的女兒就不會再重複這個命運。」

小倩說，如果「失去」壓不垮我，那我將會是不可戰勝。

11

不久後，我又接到了小倩的電話。她說他們剛進家門，媽媽的幻覺又全出來了。她幻想中的那些人告訴她：「前幾天妳在醫院，我們都沒敢出來」。

看來，小倩的媽媽大概會和她的幻覺在一起生活一輩子吧。

轉眼到了二〇一七年十月，小倩到醫院給媽媽買藥。那是我們最後一次談話。小倩告訴我，她學習心理學是很偶然的事情。那段時間剛離婚，她整個人處於混亂之中，就學習做咖啡和糕點，分散注意力。而隔壁教室就是心理諮詢培訓班，她進去聽了幾次，就跟著一起學。「之前我太痛苦了，我以後的路還很長，開始學心理學之後，就變成一半的痛苦了。」

我業餘時間會在網上給人做心理諮詢，曾經遇到過一位網友。他的母親就是一個精神病人，他有很多想做的事，想去大城市闖一闖，但大學畢業後，他還是選擇在一個偏遠鄉村做教師，收入非常低。「母親是精神病人」這件事成了壓在他心上的一座大山，連進縣城的勇氣都被壓垮了。精神病人的孩子通常都更敏感、自卑，但小倩是個例外。小倩清晰地知道「那個人」是她的幻覺，所以即使出現，也不會有太強烈的反應。

「那次培訓後，妳為什麼立刻退群了呢？」我有些不解。

「他們的同情讓我覺得自己的人生很悲慘。」但小倩覺得自己過得挺好的，「做著自己喜歡的事情，照顧媽媽和女兒，我很知足。」她開了一家挺大的店，賣咖啡、奶茶、鮮花和潮牌衣服。除此之外，她自己還在學設計和心理學。對她來說，精神疾病好像真的變得很浪漫。「長得還行。」說完，她有點不好意思地笑了。

這一次，她還給我帶來了一條好消息。她媽媽出院後沒有像以前一樣，再離家出走了。她說，有一天，她在家休息，媽媽從廚房笑著向她走來，陽光正好從媽媽背後的窗戶灑進來，那一刻，她覺得自己彷彿回到了小時候。

「媽媽笑得真美。」

在她的印象裡，那也是個陽光燦爛的午後，媽媽笑著牽起她的手，說要帶他們幾個孩子出去玩。「那天陽光很燦爛，我和哥哥牽著手走到田邊，媽媽背著妹妹，走在前面。有時候我們會停下來，拔狗尾巴草玩，在小溪裡抓魚，渴了就喝小溪裡的水。有些路是瀝青的，特別燙腳。對了，不知道為什麼，我們總是沒有鞋……」

「對我來說，那真的是一段美好的記憶。」

小倩的經歷讓我重新開始思考什麼是精神疾病？精神疾病和正常人之間並沒有隔著一扇界限清晰的大門，而是邊緣模糊、逐漸過渡的。小倩的一隻腳踏了進去，又退了回來。

精神疾病是個體疾病，卻很可能也是社會疾病，社會是它的傳染管道。

試想，如果小倩的母親沒有那麼多員警曾經的救助，如果小倩自己沒有員警丈夫一次次地找回來，如果沒有他們從內心裡「接受」家人的病情，甚至與之「相處」，如果沒有小倩母親以及小倩最終「接受」了自己的狀況並與之「和平相處」，那麼就沒有現在這對「笑得真美」的母親與「長得還行」的女兒。至於分不清現實和幻覺的「邊界」，如今的小倩已經不害怕了。我和小倩深入討論過這個幻覺，從那次推開窗戶、看見陽光之後，「那個人」幾乎就沒有來過了。她跟我約定：「等我不能區分現實和幻覺的時候，就給妳打電話。妳來給我開藥。」我笑了。我想，假如有一天，小倩再次與「那個人」相見，當他從散落的碎片一點點聚集、拼接成一個人形，小倩說不定能笑著主動和他打招呼吧。
她接住了屬於自己的那塊多米諾骨牌。

查無此人

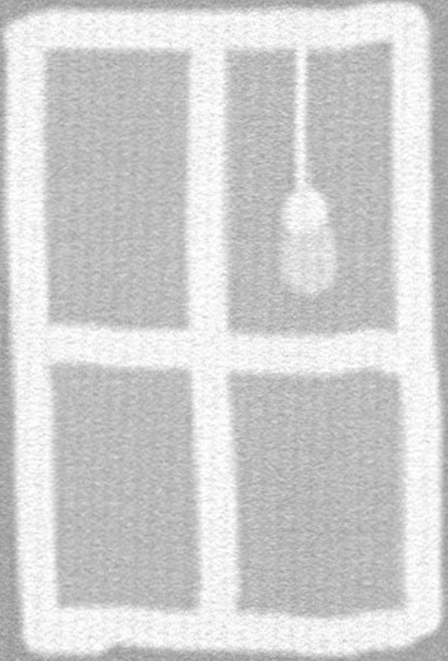

那個困擾你的問題可能沒有標準答案，但你的存在本身，就是最好的答案。

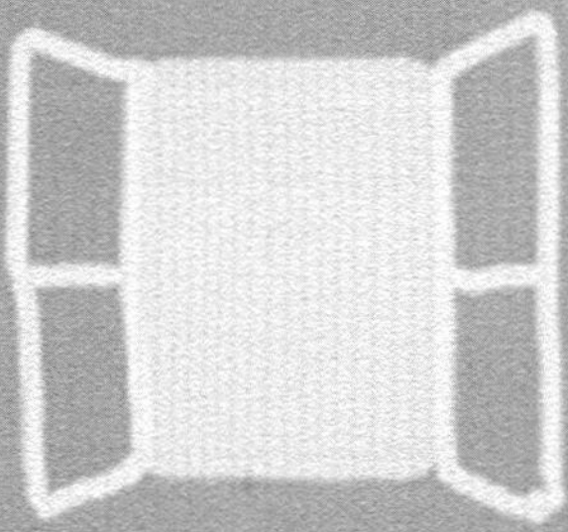

病房濕涼的地板上坐著一個女孩，整個人透出一種絕望和悲傷，像一隻困獸，但兩隻眼睛仍非常警惕地看著我。我也直直地和她對視。我知道，這短短幾秒鐘她會對我這個人下判斷，我不能躲閃，從表情到大腦都不能有一絲一毫的鬆動——這是建立信任的關鍵時刻。

像這樣和精神病患的「較量」，我時不時就要來一次。如果這「第一眼」患者不信任你，之後的治療裡無論如何努力，都很難再取得信任。這裡面有很多類似直覺或者氣場的東西，打個不太恰當的比喻：熬鷹。鷹的習性兇猛，據說剛捉回來的時候馴養的人不讓它睡覺，最後鷹實在熬不住了，就被馴服了。此刻，我面前的這個女孩就像一隻被「熬」著的鷹。只是熬她的不是別人，是她自己。

01

那天一早，內分泌科主任親自打電話給我，說熬了一整晚，就等著天亮請我們去給女孩會診。女孩二十五歲，這是她順產後的第二十天。前幾天家裡人發現她反應變慢、嗜睡，懷疑是「產後抑鬱」。昨天入院，幾小時後她突然發狂，「啊啊」叫了一會兒就發不出聲音了，還自己把輸液針硬扯掉了，出了不少血，白床單和被子染紅了一大片。女孩把病房裡她手能拿到的東西全砸了，下床去夠其他東西的時候突然一下子坐在地上，就再也站不起來了。看護去扶她，沒想到居然被她咬了。後來實在沒辦法，幾個人按住她讓護士注射了好幾支鎮靜劑，但一點效果也沒有。

一整晚，女孩一分鐘都沒睡，一直瞪著眼睛，誰靠近就往誰身上扔東西。後來看護怕地上涼，給她鋪了兩床被子，她就那樣在地上坐了一整晚，時不時像啞巴似的從喉嚨深處發出幾聲哀鳴。

我一聽，女孩八九不離十是個「癔症」患者。「癔症」乍聽起來非常嚴重，比如突然看不見聽不見，不會說話不會走路了，說發病就發病，沒有任何生理學障礙，也查不出原因。但這癔症的特點是來得快去得也快，有時不用治療就會自動好轉。這病在精神科非常常見。

到女孩的病房門口時，一路引導我的住院醫生突然停下，說不敢進，我只好一個人進去。女孩看上去有剛剛生完孩子的浮腫，還有長期甲狀腺功能減退患者特有的「黏液性水腫」，整個人很臃腫。我和女孩對視了大約十秒，她的表情突然放鬆了一些。這是一種默許。我趕緊坐到地上她那床花棉被上，試著去握她的手。女孩沒有躲開。

妳累了嗎？我問她。她點點頭。

我說，我們回床上去好嗎？女孩同意了，她努力了一下仍然站不起來，我趕緊去扶她，但她太重了，病房外一個看護大姐衝進來想幫忙，又有點猶豫。原來就是她昨天被女孩咬了一口，仍心有餘悸。我一直牽著女孩的手說沒事了，大姐才壯著膽子進來，跟我一起把女孩扶上了床。「熬鷹」結束。

時值八月，女孩的手卻冰涼而潮濕。這種濕冷的手常常屬於休克病人，和平時因為太熱出汗不一樣，多是精神高度緊張導致的。我坐在床邊跟女孩說了一會兒話。她想試著說話，但還是發不出聲音。我從兜裡掏出紙和筆，我們開始「筆談」。我做了自我介紹，又掏出我的醫師證給她看了看。

精神科會診和別的科不一樣，多數情況下我沒法上來就「亮身分」，因為我要會診的很多人並不承認自己有精神障礙，也不會直接到精神科就診，往往散落在各個綜合科室。有時，患者看到我證件上寫著「精神科醫生」幾個字，不但拒絕和我說話，還會情緒激動，跟家人起衝突。可女孩知道我是精神科醫生後非常平靜，我問她名字，她在紙上一筆一畫寫下——王瑞軍。怎麼看都像個男孩名。

她的字工整，但不怎麼好看，像初中生寫的。我問她願不願意跟我去我們科，她在紙上寫：好！還加了一個驚歎號，看起來反而輕鬆了不少。

我給王瑞軍辦了轉科，跟她說我先回去，在精神科等她，沒想到王瑞軍一下急了，她說不出話，趕緊找到剛剛那張和我聊天的紙寫下：我要跟妳一起走。看著她急迫的樣子，我突然想起佛洛德說的，「癔症患者都是充滿衝突、懷有祕密的人，向他們自己和他人隱瞞著這些祕密。」

王瑞軍心裡藏著怎樣的祕密？

02

我還沒來得細問，晚上六點多，夜裡值班的醫生突然來電話，說，王瑞軍不見了！癔症患者真是能給人驚喜，也能給人驚嚇。影片監控裡，王瑞軍趁看護去水房的時候自己走進了電梯，下了樓，還坐上一個男人的電動車離開了醫院。

那天下午失蹤前，王瑞軍已經能開口說話了。她的聲音仍然嘶啞，但傾訴欲望很強。我突然回想起她開口說的第一句完整的話——「陳醫生，妳知道被人嫌棄是什麼感覺嗎？」

和其他剛生產完的新手媽媽被家人前呼後擁的場景完全不同，王瑞軍住院後，身邊沒有一個家人，她媽媽來我們科簽完字，甚至沒有去病房看女兒一眼，留了個電話就走了。她的老公也一直沒露面，王瑞軍更是連提都沒提過。整個過程只有看護陪著她。問起老公，王瑞軍只是輕描淡寫地說，跟他有什麼關係，他來幹嘛？一個還沒出月子的女人在醫院折騰了一整夜，最後被轉入精神科，沒有家人照顧，她自己也很抗拒家人的關心。這份「彆扭」會不會就是她發病的原因？

我們找來了王瑞軍的父母，經辨認，那個男的並不是她老公或者同學朋友。男人到底是誰，他們去了哪裡，誰也不知道。

就在我們商量要不要報警的時候，王瑞軍的電話突然打通了，她淡定得很，說她和男人正在外面吃飯，一會兒就回來。那個騎電動車的男人是她在微信上「搖」到的，她說自己太無聊了，就隨便搖了個人約飯，還是她買的單。

我非常生氣，我說你這樣我沒辦法給你看病，而且你現在已經恢復了，能說話能走，也沒什麼好治的了，辦出院吧。王瑞軍急得快哭了，死活都不願意出院，說不知道出院了該去哪兒，甚至錄影片跟我保證再也不私自外出了。

而她之所以要這麼做，竟然是為了「報復」自己媽媽。「一看到媽媽嫌棄我的樣子，我就會故意做一些她看不上的事情氣她。」王瑞軍說，母親從她小時候就「嫌棄」她，「我寫作業的時候她在旁邊看書，但她看我的表情是嫌棄的。她隱藏得很好，但我總能感覺到。從我懷孕到生孩子，她一直都在忍耐。她不滿意我，什麼都不滿意。」

我其實懂王瑞軍說的那種「被嫌棄」的感覺，也對困擾王瑞軍的祕密有些猜測。因為給王瑞軍辦轉科的時候，我曾和她口中那個嫌棄她的媽媽有過一次「祕密談話」。當時，我看到王瑞軍病房門口有個女人湊近、走開，來回晃了好多次，我一出病房，女人就立刻走到我身邊小聲說，「醫生，我有話跟妳說，」然後把我帶到回廊另一側的窗戶邊。那裡是走廊盡頭，不會有人從旁邊經過，幾米遠外就是衛生間和開水房。她非常警覺地反覆確認了好幾遍周圍，才開口說出第一句——「妳是醫生，有些話我必須跟妳說，但是妳要保證絕對不能說出去。」

03

女人表情嚴肅，說「莊重」也不誇張，抬頭挺胸，站得筆直，嚴肅的感覺好像她要給我看的是什麼絕密文檔。我站在她對面，也不由得趕緊立正站好。她說自己是王瑞軍的母親，但似乎只是在陳述事實，幾乎一點感情都沒有。我在答應保密的時候內心有點抵觸，同時也越發疑惑，這哪是一個女兒生病了的母親的狀態？得到我的肯定回答後，她講出了這個家藏了二十五年的祕密，也是困擾了王瑞軍一生，那種若有似無的「嫌棄」的源頭。

王瑞軍確實不是他們的親生女兒。她和王瑞軍爸爸都是軍人，常年分離，結婚多年一直沒有孩子，就領養了王瑞軍。怪不得一個女孩子名字裡帶「軍」，父母大概因為自己是軍人，就按著自己的喜好取了名字。

談話的最後，王瑞軍的媽媽不忘再次要求我保密：「妳是醫生，我尊重妳，所以才告訴妳，這樣有助於妳對病情做判斷。但是這件事絕對不能讓王瑞軍知道。」我保持著那種幾乎立正的姿勢跟她面對面站了半小時，直到她走了我才發現我腿都站木了，談話時那種強烈的壓迫感也久久揮之不去。我在想，王瑞軍平時生活裡常常體會到的應該就是這種感覺，它們很細微，但是對一個稚嫩敏感又長時間置於這種環境的孩子來說，可能已經足夠造成傷害了。

王瑞軍告訴我，她覺得自己不是親生的，自己不屬於這個家。「小學五年級養父母突然給我辦了轉學，那個時候我就知道了。但是我不敢說，我怕我說了他們就不要我了。我經常坐公車，看到一些人，會覺得他們就是我的親生父母。」

王瑞軍印象最深的是上中學時，有一次她跟著一個阿姨走了很遠，阿姨發現了，給她買了吃的，還送她回學校讓她好好學習，說以後還會來看她。或許是真的希望阿姨再出現，從那之後，王瑞軍開始好好學習了。

一個陌生阿姨給了她一些溫暖，她就記了這麼多年。而在自己的養父母那裡，她記住的只有冷冰冰的規矩。天大地大，渺小的王瑞軍不知道自己是誰，她想媽媽，想那種有人疼愛的溫暖。這種衝動在她生完孩子之後變得更加強烈了：「我想見到她，問她當年為什麼不要我了。」這個念頭在心裡越長越大，甚至讓王瑞軍對自己剛出生的孩子有了障礙。她每次看著自己的孩子，想抱，又覺得非常不耐煩。也許就是因為這樣的心理狀態，王瑞軍剛生完孩子二十天，一滴奶水都沒有。「我覺得她特別可憐，肉乎乎的一團，什麼都不懂，但是我不愛她，我不知道怎麼去愛她。月嫂都比我帶得好，我真想把孩子送給月嫂！」最後，她壓低聲音，跟我說了這些年深埋在自己心裡的那根刺——「陳醫生，我活著只有一個心願，我想去找我的親生父母。」

04

王瑞軍的媽媽告訴我，從領養那天起他們就決定永遠都不說出這個祕密。「因為之前聽說過好多領養的孩子長大了都要回去找親生父母，找到了就不回來了。我們不想辛苦養大一個『白眼狼』。」

因為害怕周圍的熟人「露餡」，他們夫妻雙雙調換了工作，不惜去一個沒人認識的地方重新開始生活。但世上沒有密不透風的牆，尤其是在一個屋簷之下。王瑞軍上小學五年級的時候，有一天放學回家突然問，自己是不是不是他們親生的女兒。王瑞軍的母親心裡猛地一驚，又氣又怕。她立即非常嚴厲地否定了這個說法，第二天甚至沒有讓王瑞軍去上學，並且第二週就再次搬了家，也把王瑞軍轉到了一所新學校。

母親這一套快刀斬亂麻的方法非常有效，祕密得以被繼續封在那個家裡。但很快，新的問題開始在這個祕密的關鍵人物身上顯露——突然換了新學校的王瑞軍並不適應，她說同學總在背後嘀咕她身上有味兒，要害她，還跟蹤她，甚至要把她抓走。以前乖巧的王瑞軍一下變得愛哭愛鬧，還會發脾氣、扔東西，後來發展到無論如何也不敢去上學。現在看來，那時幼小的王瑞軍可能遭遇了校園霸凌。但王瑞軍奇怪的說法和表現到了自己養父母那裡，都成了「不正常、犯病」。

王瑞軍母親覺得，領養來的王瑞軍可能有精神疾病。她趕緊把王瑞軍送到市裡最好的精神科醫院。經醫院診斷，王瑞軍是「思覺失調症」，只能休學開始住院治療。因為長時間吃抗精神疾病藥，本來瘦瘦小小的王瑞軍開始長胖，加上她的身體一直不太好，中間吃過很多中藥，後來胖到快兩百斤。王瑞軍的媽媽是軍人出身，身材維持得非常好，說到這兒時她微微向下撇了一下嘴。我能很明確地感受到王瑞軍說的那種「嫌棄」。

病情好一點後，王瑞軍的媽媽不願意王瑞軍帶著「精神疾病」的面貌回到學校，於是自作主張給王瑞軍請了家教在家上課。之後王瑞軍的精神疾病沒有再發作過，逐漸停了抗精神疾病的藥，家裡也沒有人再提精神疾病這個事。王瑞軍的身世徹底成了祕密。

但那根刺沒有被拔掉，反而刺破表皮，紮進了王瑞軍心裡更深處。

王瑞軍大學畢業後，夫妻倆動用關係給女兒找了份事少錢多的工作，也給女兒介紹了好多優秀的男孩，但都沒成。王瑞軍的老公是她自己在網上認識的，主業是修手機。母親當然是一萬個不同意，因為這事甚至不顧形象罵了髒話。但她沒想到王瑞軍居然懷孕了，只好讓他們結婚。可能在王瑞軍心裡，比起愛情，用這場「掉價」的婚姻給父母一記反擊更重要。

婚禮沒有辦，兩個人也沒有住在一起。孩子出生後，男方只是象徵性地來看了看，因為男方家條件比王瑞軍家差了很多，王瑞軍媽媽毫不掩飾自己的看不起，男方家人也不願意多來。孩子在王瑞軍家裡由月嫂看著。

王瑞軍的身世在王瑞軍家徹底變成了「皇帝的新衣」，孩子不說破是因為怕被拋棄，父母不說破是因為害怕失去孩子，更害怕失去面子。每個人都需要這個「祕密」。

當時和王瑞軍媽媽談完，我的心情就非常沉重，讓我沉重的不是那個祕密本身多殘酷，而是王瑞軍媽媽對待這個祕密的態度——她讓這個祕密在這個家變成了一種禁忌。這一下解釋了王瑞軍那些看起來突然，實則是必然的症狀：她想說的話在她媽媽這裡是禁忌，所以發病後，她的潛意識乾脆讓她發不出聲音，講不出話來；她喜歡偷跑出去玩，潛意識就讓她走不了路。而現在，王瑞軍的癔症已經好了，按道理可以不用在醫院觀察了，但是很明顯，她的心裡還紮著很多小刺，有自己長出來的，也有那個家庭催生的。她還有那個「活著唯一的心願」——找到親生父母——沒有實現。如果現在讓她回家了，這個願望就像一個定時炸彈，說不準什麼時候又會掀起新的風暴。

我把王瑞軍的情況跟主任說了，現在她本人要求住院，如果她家人同意，能夠配合治療，在保證安全的情況下，繼續住院或許是更好的選擇。

因為王瑞軍之前有偷跑的記錄，我們要求王瑞軍住院期間必須有家屬陪護。王瑞軍的爸爸來了，為了不刺激到王瑞軍，我們安排他在男病房那一側住著。

我查房的時候觀察過他，他從不抱怨，白天無聊就看看書和報紙，每次見到主任還會從床上起來簡單地打招呼，也不多問。他不怎麼跟周圍人說話，也不發生矛盾，但似乎只要他在那兒就會給人一些壓力，他在病房，那個屋裡其他病人就會跑到隔壁屋待著。他們家應該也是這種「令行禁止」的感覺。

有一天王瑞軍經過護士站，碰巧看到了她爸，一下就歇斯底里地發作起來，吵著吵著就把自己的身世說出來了。「你為什麼要監視我？不喜歡我為什麼當年要收養我？」面對王瑞軍激動的指責，王瑞軍的父親全程沒有爭辯，只是站得筆直。他曾是個高級軍官。王瑞軍發作完，又坐在地上站不起來了，她爸爸也不知道該不該去扶她，站在那兒有點手足無措，最後還是看護趕來把王瑞軍帶走了。王瑞軍情緒太激動了，渾身都在抖，我讓護士給她注射了鎮定的藥物。

我第一次去找王瑞軍的爸爸，我很想聽聽這個家裡一直沉默的男人怎麼說。對於女兒知曉了身世，他並沒有特別意外，他知道五年級的孩子能記住很多事情了。他說當初王瑞軍媽媽一下子就轉學的做法有點極端，但那個時候他不在家，是後來才知道的。因為工作原因，他長年在外地，對這個家的付出非常少，他自覺有虧欠，所以對王瑞軍媽媽的做法即使覺得不太合適，也並沒有阻止。「她一直在努力撫養王瑞軍，為了這個孩子，她犧牲了很多升職的機會，也幾乎放棄了自己的專業技術。她是一個合格的母親。」王瑞軍的父親覺得，他們肯定盡到了為人父母的責任，不論這個孩子是不是自己親生的，在養育、教育上面付出也足夠多。至於王瑞軍的病，他認為也許和基因有關，因為不知道孩子親生父母的情況。「我和她媽媽是問心無愧的。」

可他們並不知道，這份「問心無愧」在王瑞軍那裡，已經快讓她窒息了。

05

醒過來的王瑞軍沒有那麼衝動了，她開始變得非常悲傷。陪父母說了二十五年「皇帝新衣」的謊言，到頭來竟是被自己戳穿。如果以前她心裡還有一%的僥倖認為自己就是親生的，那麼現在，最後一點希望也在父親的沉默以對裡消失了。父親沒有反駁她，她確實不是親生的——可當「皇帝的新衣」被撕破，包括王瑞軍自己在內，沒有人知道該怎樣面對這個殘酷的結果。

我試探性地問她，有沒有覺得有人跟蹤自己，或者會害自己？這些是精神科常問的問題。因為她之前被確診過思覺失調症，吃了一年多的抗精神疾病藥，我需要確認她有沒有被害妄想。好在王瑞軍很快否認，暫時沒有典型的精神症狀。

王瑞軍的母親知道情況後也趕來醫院，她不敢貿然進病房看王瑞軍，就和丈夫一起到樓下我們的辦公室裡待著。她威嚴的氣勢弱了很多，一夜之間有點蒼老。她說她這些天沒有睡過覺，無數次反思自己這些年來的做法，感覺整個人像碎了一樣，甚至都想來我們科住院了。其實她私下裡也和王瑞軍爸爸說覺得瞞不下去了，只是還沒找到合適的機會，女兒就先發病了。

那是一九九〇年代初，「那個年代沒有孩子是非常丟人的事情」。她說自己當年太要強了，只能偷偷委託遠房親戚牽線，找了一個在婦幼保健院裡當護士的人。那個護士說經常有人生完孩子，健健康康的，因為是女兒就不要了。當時，一對外地的男女一起來醫院，男的比女的大很多，兩人肯定不是夫妻。他們來了以後女人很快就生了，生完就偷偷問有沒有人要領養這個孩子。這個孩子就是王瑞軍。

最近，她聯繫到當初幫她領養王瑞軍的遠房親戚，請對方聯繫當初接生王瑞軍的護士。她和王瑞軍爸爸商量，想等王瑞軍出院後，帶王瑞軍去見見那個護士。「希望能夠彌補一點這些年來的虧欠。」

對於王瑞軍的孩子，因為擔心會再次刺激王瑞軍想起自己的身世，先暫時交給孩子的爺爺奶奶照顧，他們也請了保姆去幫忙。

我好像聽到了這個鋼鐵意志的女人內心堅冰融化的聲音。雖然，我也不知道這樣做對王瑞軍的病情會不會有幫助，但我期待著封住這個家庭的堅冰也能隨著這次見面一同融化。

二〇一七年過完年，消失半年的王瑞軍帶著自己做的雪花酥出現了。她一直說自己很喜歡做糕點，這次終於兌現了承諾，給我們帶了她的作品。她雖然還是很胖，但身上的黑色羽絨服很合體，圓圓的臉不顯胖，反而顯得很可愛。精神科醫生和患者的關係相對其他科室往往更親密，好像分享了一些祕密之後，人與人之間的距離會拉近，我一邊不客氣地吃她做的雪花酥，一邊聽她給我講這半年的經歷。

她說自己出院後沒有繼續吃藥，這個我並不意外。患者對生活的那種虛無感，確實不是藥物可以治癒的。她還離婚了，本來當初結婚就是在賭氣，現在孩子兩家都帶著。有時候看著自己父母帶孩子的樣子，她會有點羨慕。「媽媽柔和了好多，她是發自內心地喜歡這個孩子。」看著媽媽細聲細語地跟孩子說話，王瑞軍覺得，自己當年的一小塊夢想好像也跟著實現了。

不知不覺間我們吃了好多雪花酥，包裝紙堆了一小堆。已經到了下班時間，同事們陸陸續續收拾東西回家，夜班的同事也來接班了。我還是坐在辦公室陪王瑞軍。通常，患者來一定有一些原因。而我明顯感覺到，王瑞軍還有最重要的話沒有說出口。

06

「我去見過老家那個護士了，陳醫生。」王瑞軍輕描淡寫地提起這件事。那個護士把她領到一片商品房，指了指，說那兒就是當時醫院的大致位置，然後告訴王瑞軍她就是在那裡出生的，是自己接生的。看著那個護士，王瑞軍腦子裡一下冒出很多東西。她意識到，這個女人是她來到這個世界看到的第一個人，也是見過自己親生母親的人。但很奇怪，「我以為我會非常激動，但其實沒有，好像一切都是假的，我自己也是假的。」王瑞軍講的時候眼神縹緲起來，思緒似乎也跟著飄到了很遠的地方。因為醫院重組等各種原因，當年那個婦幼保健院已經沒有了，剩下的資料都被送到了市檔案館。他們一行人又去了那裡。他們想找到當初那對男女住院登記的資訊，希望從那裡找到一點蛛絲馬跡，但什麼都沒有找到。

她一方面拚命地想知道自己是誰，一方面總是不停地忘記自己。「我覺得這世界是假的。」王瑞軍的癔症變得嚴重了，她覺得自己好像會一段時間一段時間地失憶，這種情況已經發生過好幾次了。有一次，她發現自己拎著行李箱站在街頭，但怎麼來的，為什麼要來，來幹什麼，她完全想不起來了。這樣的「癔症性神遊」好發於癔症患者。

還有一種可能，她不記得，是因為她的潛意識不允許她記得。她經常在網上遇到一些人，然後就很隨意地跟人家見面。這在自己的軍人媽媽那兒肯定是不被允許的，於是潛意識裡的她就會把這些事情選擇性地忘記。

王瑞軍走的時候天已經黑了，我慢慢向停車場走去的時候，看見一輪彎彎的上弦月就那樣掛在天上，我突然有一個奇怪的想法，她會記得她今天來過嗎？那一刻我突然意識到，她一直想實現的願望、想問親生母親的那句話，終其後半生，估計都很難找到想要的答案了。

07

那年冬天，王瑞軍又來了，這次她的狀態和之前都不一樣。她很慌亂，由她的養母陪同。這也是我最後一次見到王瑞軍和她的養母。

王瑞軍跟蹤了別人。她不止一次這樣做了，被人家報了警。她不太能分清「現實」和「妄想」，她覺得她跟蹤的那些人都有可能是她的父母，並且出現了「冒牌者症候群」，堅決說養父母是別人冒充的，單位的同事也是別人冒充的。有時她還會大聲指責別人，總惹麻煩，也不去上班了。她從家裡搬了出去，一個人住，還去失蹤人口中心留了自己的DNA。她想，萬一她的親生母親多年以後想找她，會不會也去那裡留DNA？如果匹配上了，她不就能找到自己親生母親了嗎？

她依然認識我，但不再主動跟我說話，對我也不再有那種親熱的感覺。可能在她眼裡，那個短暫進入過她內心世界的精神科陳醫生現在也是別人「冒充」的了。王瑞軍越來越像一個真正的精神病人。

她的養母，那個嚴肅的女人頭髮白了很多。她跟我說，本以為帶王瑞軍回了老家，見到了當年那個護士，她身世的祕密就可以解開了。誰知道那只是一個開始。因為找到親生父母的希望渺茫，那趟重返故地的旅程反而開啟了一個不可能完成的任務——「我是誰」這個問題在王瑞軍這裡並沒有被解答，她獨自一人走向了迷霧的更深處。

其實，現實裡很多事本就沒有答案，「說得過去」或許就是答案。但在王瑞軍清醒、正常的前半生裡，她始終沒有得到一個「說得過去」的答案。而她的養父母似乎到最後也沒有明白，擋住女兒尋找答案的去路，以致讓她最後鑽進更深的迷霧的人，就是他們自己。我一直覺得，當這個家埋藏最深的祕密被挖出來之後，王瑞軍和父母都有件事沒做：去面對並去解決。這種情況經常發生在許多人的家庭裡。家人之間吵了架，有猜疑，可以不解釋，也不和解。普遍的一種做法是，我和我媽吵架之後，我媽叫我去吃飯，就叫道歉了；或者我氣消了，說餓了，就算服軟——但這樣問題只是被「翻篇」了，而不是被解決。當王瑞軍在五年級提出那個「我是誰」的問題時，她的父母不僅沒想要去解決，還選擇了隱瞞。他們武斷的決定，剝奪了王瑞軍直面問題和困難的機會，直至長大後也無法面對這個「祕密」，甚至自己本身。

如果還有機會見到王瑞軍，我很想告訴她，那個困擾妳的問題可能沒有標準答案，但妳的存在本身，就是最好的答案。

帶我回家

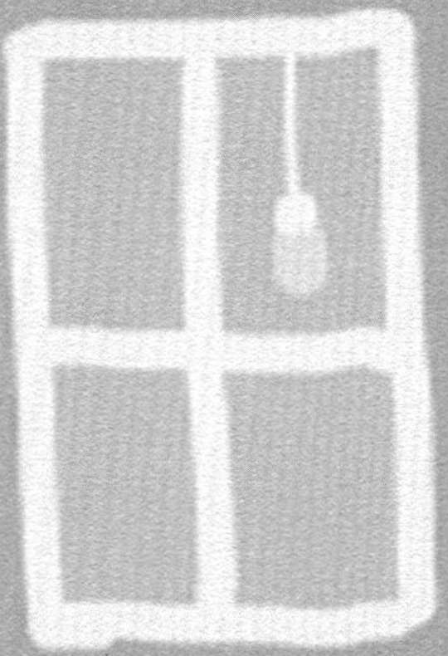

心理學上的「期待效應」是說，你覺得事情會變好，那事情變好的可能性就會增加。我們越當患者是普通人，他就越可能是普通人。

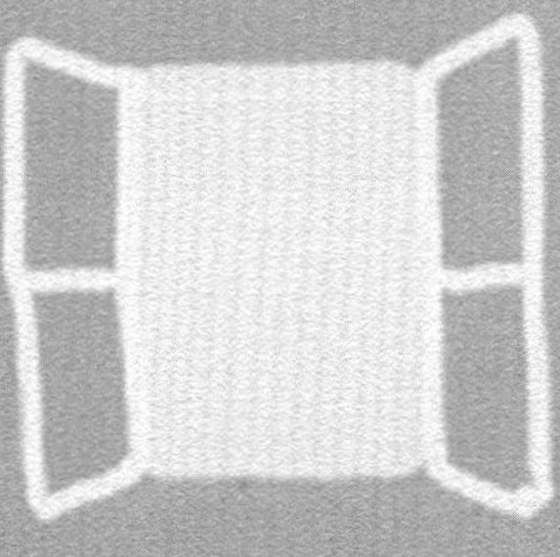

穿著紫色秋衣、紫色秋褲，一個女人衝出大澡堂，越出精神科醫院大門，頭也不回。四月的午後，東北城市的郊區，她跑上涼意未消、人煙稀少的街頭，跑進路北邊龐大的建築工地。很快，她背後出現一輛醫院的麵包車，緊追不放。女人繼續狂奔，拚命把自己投入精神疾病科大院之外的那個世界。

01

兩年前，趙文娟第一次出現在我工作的科裡，一襲大紅裙異常扎眼，一看就是結婚禮服，一看就極不合身，裙子緊箍在她身上，胸前那塊快要被撐破了。作為母親的我知道，這是漲奶。

這個二十三歲的「新娘」，生完孩子還不到三個月。此刻，她坐在沙發中間面對著我，圓臉紅撲撲的，稚氣未脫，帶著剛生完孩子的浮腫，頭髮又粗又密，潦草地紮著一個馬尾。她腿上擺著一隻藍色毛絨兔子，手裡牽著一根細繩，細繩那頭是一個有動物圖案的氣球，她的手指不停地在細線上纏繞。

她安靜且警惕地盯著我，毫不回避眼神接觸。她的眼睛很大，眼白明顯。被她直勾勾地盯著看了一會兒，我心裡倒害怕了。我起身，向趙文娟走過去。她立即笑起來，丈夫李貴宇則更緊地抓住她的胳膊，好像生怕她突然跑掉。我又沉進沙發，眼神示意李貴宇放鬆，然後對趙文娟也笑了笑，「給我介紹一下旁邊的人好嗎？」

「他是我的寶寶。」趙文娟停下手指的動作，歪頭看了一下李貴宇。「你說，你是不是我的寶寶？」趙文娟追問，聲音拖得很長。「是，是的。」李貴宇趕忙答覆。趙文娟滿意地笑了，整個人像被戳破的氣球，鬆了下來。

「妳知道這裡是什麼地方嗎？」我接著問第二個問題。趙文娟牽著氣球的手突然鬆開，剛剛孩子似的狀態消失了，氣球飄到天花板上。她猛然站起，沒對著我，而是兇狠地質問剛進來的一個小護士：「妳是不是婷婷？」小護士剛來精神科不久，嚇得跑出接診室。我問婷婷是誰。趙文娟瞪著好像要噴出火的眼睛大罵：「別跟我提她！」趙文娟開始邊喊邊往外衝，丈夫李貴宇和趙文娟的父親趕緊按住她。

陷入沙發的趙文娟氣呼呼的，胸口劇烈起伏。我撿起掉在地上的兔子，試圖安撫她，但無論說什麼，她都不搭理我，只是使勁扯兔耳朵，嘴裡嘟囔：「賤人。」我知道沒辦法再交流了，安排護士送她去病房。她站著不肯挪步，一定要李貴宇陪著。

走到女病房的小鐵門旁邊，發現李貴宇準備離開，趙文娟不幹了。她一把抓住李貴宇的手，求他帶自己回家。她說自己再也不鬧了，回家會好好幹活，好好說話，不罵人，也不打孩子……我讓李貴宇趕緊走，病房幾個看護趕過來幫忙。趙文娟兩手使勁抓著鐵門，對我們連踢帶踹。走廊只有十來米，李貴宇趕緊拐進辦公室。趙文娟看不見他了，開始破口大罵：「不得好死，斷子絕孫。」罵著罵著，她坐在地上。看護趁機關上小鐵門。在精神科醫院裡，真正區別「病人」與「非病人」的正是這扇小鐵門。

在病房裡，趙文娟拒絕脫下身上的大紅裙，看護百般折騰，實在沒辦法，我給她注射了鎮靜劑。趙文娟躺在單人床上，睡著了。

第二天一早，我剛到小樓外，就聽見她洪亮的罵人聲。趙文娟穿著藍白豎條相間的病號服，站在裝著鐵欄杆的窗戶前，朝著院子漫無目標地飆著髒話。夜班護士告訴我，趙文娟早上五點就起床開罵了，沒歇過，好像窗外站著一個人，一個自己的仇家。

作為醫生，我在這裡有時會萌發一種與世隔絕的感覺，我常常帶兒子來院子裡捉螞蚱。我們這棟樓進樓有一道大鐵門，一樓辦公室和女病房中間隔著的就是那道小鐵門，二樓則是男病房，住進大鐵門和小鐵門裡，代表著隔離，更代表著患者病情的等級。小樓裡會階段性不太平，那一般都是來了新人。

聽到趙文娟到來第二天的晨罵，我知道這又是難熬的一週。趙文娟罵起人來邏輯清楚，還帶著節奏。她和其他患者一樣，罵社會、罵我們科主任，大多數時候就站在窗前對著院子漫無目的地叫罵。她站的那個窗口就像照相館裡的背景，更換著不同的病人，口舌異動，飆出各式句式：祈使句、感歎句、疑問句等等，夾雜髒話。見多了，我漸漸覺得病人這樣的「晨罵」甚至就像晨練一樣。或者像無聊了找個事打發時光，或是像發洩積怨摔個杯子，而窗外被罵的那些不是空氣，而是自己的過去、自己的內心。

到現在為止，我對趙文娟的過去與內心幾乎都一無所知。

02

患者其實很聰明，不怕護士和看護，而是「見人下菜碟」。看見我進來，趙文娟暫停了罵街，轉而向我詢問丈夫李貴宇什麼時候能來接她。昨天家人跟她說來醫院是檢查身體，也沒提住院——來這邊的患者大多數都是被這樣哄騙來的，少數有嚴重暴力傾向的，是被家人綁來甚至員警送來的。

按精神科醫院規定，第一週婉拒家屬探視，因為抗精神藥物還沒起效，患者病情波動很大。這時來探望，患者會吵著要回家，更加不肯配合治療。所以我只能繼續先拖延著。但眼下，因為一天一夜沒有餵奶，我發現趙文娟漲奶更嚴重了，如果不把奶水擠出來，她很可能會得急性乳腺炎。

我請婦產科醫生來幫忙，但他們害怕，不敢進病房。來回折騰了好久，趙文娟下午才拿到吸奶器，半天沒搞明白怎麼用，就讓我幫忙。為了安全與管理方便，精神病患的病房都沒有門，沒有私密性，我幫她狼狽擠奶的時候，門口一直有一堆人圍觀。不過趙文娟很乖巧，沒有抗拒。

第一週快結束時，趙文娟的狀態開始穩定，不過她還是會每天都站在視窗對著空氣「晨罵」。當了多年的精神科醫生，我還是弄不清，患者到底是天使還是惡魔。他們發病時可能比魔鬼還可怕，但一轉身又成了純潔無瑕的天使。兩種模式來回切換，常常讓我猝不及防。

趙文娟住進小樓的第二週，一大早，李貴宇拎著很多趙文娟愛吃的東西到了精神科醫院，還錄了很多兒子的影片給趙文娟看。趙文娟反應不一，有時大笑，有時哭。趙文娟見到李貴宇，反應也很平淡。我能看出李貴宇的失落。

應該是職業習慣，我關注病人時總在琢磨他們背後的家庭，因為那畢竟是他們天天待的地方，或悲或喜，總有關聯。趙文娟的爸爸也來過。他得先坐公車到長途客車站，再坐兩個多小時的客車到市裡，然後再坐公車來精神科醫院。每次來，這位父親都拎著特別重的水果，拖著一條瘸腿，看起來比一米六的女兒還矮。他解釋了一句，女兒性格「不算好」，「心眼小，愛嫉妒」，從小也沒什麼朋友。他還告訴我家裡沒有親屬患有精神疾病，趙文娟估計只是生完孩子不久，又和婆婆爆發過衝突，才變得比較邪乎。

趙文娟的父親向我描述了趙文娟發病那天的情況。

03

當時，趙文娟突然把正在懷裡吃奶的孩子扔到地上，然後轉身走到院子中央，高喊：「臭不要臉的，有種你給我出來！」沒人知道她在對誰喊話。正在洗衣服的婆婆驚呆了，趕緊抱起地上的孩子。趙文娟追了過去，搶走孩子，拎在手上，繼續罵：「敢跟我搶孩子，我咒你不得好死！」孩子一直在哭。婆婆上去再搶，趙文娟直接騎到了婆婆身上，拽著婆婆的頭髮。鄰居來拉架，趙文娟見人就罵，逢人便咬。很快，公公、婆婆、丈夫、父親、大姑，甚至媒人都來了，大家把她綁在床上。

商量了一晚上，大夥覺得趙文娟剛生完孩子，是得了「邪病」，得找「大仙」。來我們精神科醫院看病的人，尤其是農民，很多都先找過「仙兒」。這些仙兒某種程度上算是野生心理醫生。有一次，仙兒把患者帶到我們這裡來，院裡一個醫生發現，這個仙兒竟然是她心理諮詢師課的學生。

趙文娟找的仙兒自稱祖上專業「跳大神」，公開說自己學過心理學，認為「跳大神」的作用至少相當於「心理暗示」，多少有點效果。大仙的收費是一萬元，只保一年不犯病。大仙拿著羅盤在家裡四處測量，又是調整床的朝向，又是在床頭放一碗水。家裡還設了祭壇，早晚必上香。趙文娟的家人一切按仙兒的指示恭敬地執行，趙文娟喝下粉末沖的水，情緒似乎穩定了。她看了看周圍的人，目光落在父親和大姑身上：「爸，姑，你們啥時候來的？」她不記得自己曾經打過婆婆，還摔過孩子，只知道自己可能做錯了事。

才過了一個多月，趙文娟又犯病了。大仙過來提供「售後服務」，沒有一點效果。他倒是實在，說這是「實病」，趕緊送醫院。

生孩子對女性的身體與精神都是很大的挑戰，這是每位母親的偉大之處。作為主治醫生，我覺得趙文娟的情況，生孩子是主要誘因，但也有性格基礎。

趙文娟的父親向我講了一些家裡的情況。趙文娟上小學前，她的母親因為車禍去世了。他沒有再婚，一直在鎮上擺攤賣水果，支撐父女二人的生活。趙文娟小時候經常被欺負，但她不軟弱，有一股狠勁，敢和男孩子打架。李貴宇也證實了這一點，他還記得第一次見趙文娟時，自己臨時有事，他讓趙文娟先回家，改天再約，但趙文娟堅持要等。一等就是一個多小時，趙文娟沒抱怨過一句。

李貴宇還發現，趙文娟懷孕後脾氣和以前明顯不一樣了。她會突然變得暴躁，半夜跑到外面大喊大叫；有時情緒低落，一個人坐著哭，扯自己頭髮，甚至打自己。她會自言自語，突然大笑。問她說什麼，她不答，轉身走開。李貴宇覺得大概女人懷孕都是那樣，也聽哥們說過自己的老婆懷孕時各種折騰，就想著生完孩子後會好起來。

但生了孩子的趙文娟總在兩個極端遊蕩：要麼抱著孩子不撒手，誰也不許碰，要麼在晚上呆呆地抱著孩子流淚。而有時孩子哭了，趙文娟卻連理都不理。我注意到，李貴宇講這些的時候情緒也變了。

我把趙文娟第一天穿著的大紅禮服裙子交給李貴宇，他問我：「趙文娟能好嗎？」我理解他的擔心，但沒辦法跟他保證。我能明顯感到趙文娟心裡藏著事，雖然規律服藥會有效果，但沒法保證受到刺激不再犯病。這事她自己不解開，醫生的幫助總是有限的。

04

趙文娟住進我們精神科醫院的第三週，我開始當「住院總醫師」。我們戲稱這個職位是「總住在醫院裡的醫生」。那段時間，我的生活節奏和趙文娟她們幾乎一致——早上六點多，趙文娟和其他患者會被叫醒，洗漱過後吃早飯；七點後吃藥；八點半查房；看護和護士會盡量讓大家出去活動，做廣播體操；午飯過後，有一小時活動時間；每週三和週五下午三點半可以洗澡；晚飯則由醫生下班前準備好。

每天晚上五點到八點之間，病房的二層小樓非常安靜。樓上的男患者會打撲克、下象棋，如果想抽煙了，就去找看護幫忙點煙；樓下的女患者會在活動室裡看電視劇，活動室有三、四十平方米，大家面對面坐在幾排塑膠桌椅前，喝著大保溫桶裡的溫水。我沒什麼事也會跟女患者們一起看電視，順便聊聊天。和她們聊天，會覺得內心變得特別乾淨。精神科醫院與外界隔絕，待久了，似乎就不再會計較利益得失，會去思考一些本質的問題。

我和趙文娟聊天最多。經過兩週多的治療，她已經很平穩了，開始向我回憶究竟發生了什麼。

「我體內存在著另一個人……」趙文娟說，她小時候，那個人就躲在體內的某個角落裡。成年之後，自己常常表現出截然不同的性格，時而乖巧如少女，時而暴躁如潑婦。多數時候，她能控制住那個人。但自從生完孩子，她覺得自己很難再控制意識了。她說那個人非常邪惡，常常會有可怕的想法。她必須非常用力，才能不讓他跑出來。趙文娟認為，摔孩子的就是那個人，胡說八道罵髒話的也是那個人。她覺得，有時候照鏡子，會不認識鏡子裡的自己。小樓只有水房裡有鏡子，想像著趙文娟描述的畫面，我會感覺毛骨悚然。好多次我想問她第一次見面時，她大罵「婷婷」的事，趙文娟都不願多談。我猜，也許趙文娟在擔心，提起婷婷會勾出體內的那個「惡人」。

我見識過一次趙文娟體內的「惡人」跑出來。有一回，趙文娟的大姑帶著女兒婷婷來探望。趙文娟母親去世後，大姑特別照顧她，一放假就把趙文娟接到家裡和婷婷一起玩。趙文娟和婷婷年齡只差幾個月，大姑買衣服、玩具和書，總是買兩份一模一樣的。趙文娟的童年幸好有大姑在。

值班的醫生知道趙文娟第二天就要出院，也沒多想，直接帶著她們去了女患者活動室。婷婷一看就是剛畢業的大學生，長頭髮，穿著米色的風衣，很有氣質。結果趙文娟看到婷婷的第一眼就衝上來，接著便是一記響亮的耳光，還猛地拉扯婷婷，看護和大姑趕緊把她們隔開。婷婷被打蒙了，用手捂住左臉。趙文娟還不依不饒：「馮婷婷，妳不要臉，搶了別人的媽！」平時趙文娟管大姑也叫「媽媽」。趙文娟罵著，說自己比婷婷聰明，本來她該上大學，卻被婷婷偷走了試卷。

因為趙文娟情緒波動太大，值班醫生就給她打了鎮靜劑。我到病房看趙文娟時，她已經醒了。「為什麼要打婷婷？」我問她。她不承認，堅定地說：「我沒有！」我知道這是趙文娟體內的「惡人」出現了，這個「惡人」嫉妒婷婷。

當時趙文娟已經住院第三週了，一次都沒站在窗邊罵人，睡眠也很規律。我和她的丈夫李貴宇本來商量，再下個週一就可以辦理出院了，結果「惡人」在週日跑出來了。等趙文娟心心念念的週一到了，一大早，我還沒起床，就又聽見趙文娟的罵聲迴盪在病房內外。她的狀態和最初住院時差不多，只是鬧得沒當初那麼厲害。她暫時不能出院了。

05

出院時間推遲了十多天。走的時候，趙文娟和病友們道別，來辦公室感謝醫生。一些患者習慣了長期住院，反應很淡漠，但趙文娟認真地做著道別，還說會回來探望。病人為了離開而走進醫院，可作為精神科醫生，我總覺得我的患者更特殊些，因為肉體的傷痛好治，內心的平復很難。一個月後，趙文娟回來複查，她記得每一位患者，也給女病房的好多人帶了禮物。病友之間的友誼和其他人不一樣。很多人看精神病患的眼光是異樣的，再有教養的人也難以隱藏。但趙文娟對著窗外大罵時，患者會給她倒水。

趙文娟有時會罵上對方一句，有時會接過水一口喝下。曾有患者在發病時，手腳都攀上了窗戶的鐵欄杆，老田就守在旁邊，怕他掉下來，「誰沒有犯病的時候」。

聊天時，趙文娟說羨慕我，我說她現在也很好。我了解到，她出院後就在家附近的敬老院找到了清潔工作。「敬老院裡的爺爺奶奶真可憐，有些好久都沒家人看望。」她常自費給這些老人買水果。「那些爺爺奶奶也喜歡妳。」我說。趙文娟樂了：「是啊。我也挺好的。」我問趙文娟之後有什麼打算，她說想開一家服裝店。「我賣過衣服，很多客人都很喜歡我。」她憧憬著未來的時候，臉上又浮現出了孩子般的笑容。我和趙文娟約法三章：第一，回家後還需要繼續吃藥；第二，每個月都要回來看我，我告訴她「不然我會想妳的」；第三，如果感到體內的那個「惡人」要出來，就馬上回來找我。趙文娟都答應了。

二〇一三年三月，趙文娟出院五個多月，李貴宇突然打電話給我，要送她回來。送趙文娟來的時候，李貴宇非常生氣，說她回去前兩個月還挺好，後來經常因為很小的事情發脾氣。婆婆不敢惹她，害怕她「犯病」。家裡人都小心翼翼地，盡量不讓她幹活，也不讓她抱孩子。趙文娟是家裡的一員，卻成了所有人都不敢招惹的人。在敬老院工作時，趙文娟又和人打架，窗戶玻璃都被她砸了。

辦完手續，李貴宇轉身走了。趙文娟在病房熟門熟路地和病友聊天，也不太把丈夫的離開當回事。她說敬老院裡有個奶奶的女兒，含沙射影地諷刺自己沒有媽媽。她要說法，結果對方不承認，於是趙文娟開始罵人，對方去找院長投訴。她說：「你說我能不收拾她嗎？」「是得收拾她。」院霸和幾個患者在旁邊附和。

06

和第一次住院差不多，趙文娟又對著窗外罵了一週多。

但平靜的時候，她會跑來跟我說：「陳醫生，我已經穩定了，妳打電話給李貴宇，讓他帶著孩子來看我行不？」

我聯繫李貴宇，他就和婆婆抱著孩子來。趙文娟抱著孩子挺高興的，但情緒沒保持多久，就突然冷淡下來。那天她一晚上沒睡覺，第二天晚上還是失眠。我開始擔心，通常連續兩天晚上不睡覺，多半是要發病。果然，她開始扔東西。患者們的個人物品都不多，趙文娟能抓在手裡的只有洗漱用品和飯盒碗筷。不過即使是發病，她仍然保持著一定的理智，別人的東西她不扔。她還會站到窗前罵人，一連好長時間，連我她都不怎麼搭理了。期間，李貴宇來看過她，她說李貴宇假惺惺地來看笑話。李貴宇走的時候說，趙文娟總是犯病也不是辦法。他現在有心理陰影，不敢讓趙文娟回家。

有天早上，趙文娟站在一樓女病房的鐵門邊等我，看到我進來，又磨我：「我想李貴宇了，妳讓他來看看我吧。」我說自己要查房，忙著呢，趙文娟不反駁，就跟在我身後，看著我一間一間查房。我給李貴宇打了電話，他說家裡忙，沒空。這之後，基本每天上午查房時，趙文娟都讓我再給李貴宇打電話。每次李貴宇都說忙，來不了。我知道李貴宇在找藉口。他在醫院附近的居民區當保安，工作一整天可以休息兩天。他的村子離醫院也不遠，他想來的話，並不難。

大概又過了兩三個星期，一天下午，我看見趙文娟一個人坐在活動室裡哭，她說想孩子了。她怕孩子再也見不到媽媽，也擔心自己不能保護孩子，趙文娟說有時候看著孩子，會想咬一口，「甚至有掐死他的衝動」。她越說越激動，不斷地問：「這個病會好嗎？」

趙文娟已經很多天沒再要求李貴宇來看自己了。她很少去活動室看電視，總是獨自坐在病床上發呆。每週二和週五下午，是患者洗澡的時間。病房裡沒有浴室，要去醫院的大澡堂。每次洗澡都是一個看護在外面守著，一個看護在裡面陪著。那天趙文娟在更衣室磨蹭了很久，遲遲不願進澡堂。看護脫了衣服，自己進去洗了，更衣室裡只剩趙文娟。沒人知道中間發生了什麼，但趙文娟決定逃跑。

她掙扎著向前跑，手叉著腰，應該是岔氣了。因為服用藥物，趙文娟體重又長了十來斤，已經是個胖子了。等我們發現她的時候，她闖進一片工地，工地裡的工人全停下手中的活，張大嘴看著一群穿白大褂的追趕著一個女人。

趙文娟終於跑不動了，一屁股癱坐在地上。我向她走過去，牽起她的手，她一點反抗都沒有，跟著我上了車。在車上，她靠在我身邊，呼吸慢慢平復下來。我遞給她一瓶水，她喝了一小口，然後趴在我的腿上，什麼話都沒說。回到病房，院霸興奮地問趙文娟：「妳剛才跑啦？」趙文娟沒理睬。當天晚上，她一切如常，吃藥，睡覺。

07

趙文娟再也沒讓我叫李貴宇來看她了，一天中的大多數時候，她都躺在床上一動不動。有時候打飯她都不起來，看護打好了會放在她的床頭，也不知道她吃了多少。我開始懷念她對著窗戶破口大罵，至少那時的她還是活生生的。這一次趙文娟住了三個多月院，規律服藥後也沒有什麼不良表現，就又出院回家了。

二〇一四年九月左右，出院一年的趙文娟又回來了。她的模樣讓我嚇了一跳：她足足有九十幾公斤。

一年多來，趙文娟沒有來複查，服藥也不規律。李貴宇說趙文娟已經不能工作了，她成天發呆，好的時候，能稍微幫忙幹點活；壞的時候，他們就給她吃藥，讓她在家裡昏睡。趙文娟已經被家人視為累贅。李貴宇說自己拿她沒辦法，再來治一治試試，也算是努力了。辦完住院手續李貴宇就走了，也沒說什麼時候會再來。

趙文娟第一次來的時候雖然剛生完孩子，體型不瘦，但還保持著年輕女孩的身材。而現在，她身型臃腫，目光呆滯。因為服藥不規律，也因為是多次復發，她對藥物反應不好。問她什麼，她只用一兩個字簡單地回答。

第二個月李貴宇來交錢，都沒有去看趙文娟，只是嘟囔著錢是借的，下次要讓趙文娟父親來交錢。

一天晚上八點多，我們正在發藥，我突然聽到一陣砸門聲。李貴宇和趙文娟父親都來了。趙文娟父親說要帶女兒出去離婚，李貴宇在旁邊反唇相譏：「你自己的女兒自己帶走。」

後來我們了解情況才知道，李貴宇前一天和趙文娟父親商量事情時，兩個人吵了起來，李貴宇不知道從哪兒打聽到，趙文娟媽媽曾患有精神疾病，犯病跑出去的時候，被車撞死了。他說：「如果知道這個事，絕對不可能和趙文娟結婚。精神疾病是要遺傳的。你們家太不是東西，這麼大的事都瞞著。」

我看著趙文娟的父親，他漲紅了臉，卻沒有否認。我心裡一驚，之前我多次問他和趙文娟母親兩家近親裡有沒有精神病患，他都堅決地否認了。如果早知道趙文娟母親患有精神疾病，最初的治療方案都將調整。此時的趙文娟已經出現了「衰退」現象，錯過了最佳治療時機。「她媽都死了二十年了，你還提這個幹嘛？趙文娟是在你們家病的，一定是你虐待趙文娟了。」趙文娟父親當著我的面哭起來了，說這麼多年自己多麼不容易。李貴宇只是在旁邊冷冷地看著。

我去病房看趙文娟，她剛吃完藥，手指機械地纏繞著頭髮，如同當初用手指纏繞氣球線。她好像已經認命了，覺得自己的餘生會和院霸一樣，在這裡一直住下去。

08

作為精神科醫生，我常常覺得困惑，患上精神疾病到底是天災還是人禍？我看著包括趙文娟在內的這些互相編辮子的女病人，她們每個都有可以稱為「悲慘」的人生遭遇，很多時候我會將其歸為「天災」，比如近親患精神疾病；但也有不少患者可以說是「人禍」，比如生逢變故；有些人真的是遇人不淑，被命運戲弄才得了病；也有一些患者怨不得別人——雖然這樣說會顯得缺乏同情心，但確實有些人就是自找的——而我說不清，趙文娟的遭遇到底是天災還是人禍。

又過了一兩個月，李貴宇突然來辦出院手續，他說已經治不起了，要把趙文娟送到一百多裡外的鄉下。那邊有一個便宜的治療機構，每個月只需交三百多元的伙食費。裡面除了有精神病患，也收留流浪在外的孤寡老人。但那裡的治療水準跟不上，使用的都是老藥，副作用很大，除了保證人不跑，不出事，做不了更多事情。我告訴李貴宇，吃了老藥，趙文娟會變得更加呆滯，還會流口水。李貴宇不屑地說：「和現在有什麼區別嗎？」

我勸不住李貴宇，只好給趙文娟辦了出院。但是此時，趙文娟已經適應了這裡的生活。

李貴宇辦出院手續的時候，趙文娟獨自在病房收拾東西。她的動作很緩慢，她將衣物、洗漱用品一件一件地放進編織袋裡，狀態不像第一次出院時，那麼興奮地整理好一切，和病友們一一道別。李貴宇嫌趙文娟太慢，走進病房，直接將床上的東西都劃拉到一堆，亂七八糟地塞進袋子。趙文娟就呆呆地站在一旁看著。門口有人在圍觀，每次有人出院，病房裡的氣氛都會熱鬧起來。大家都想出去，但沒人知道，趙文娟不是回家。李貴宇把趙文娟拉出女病房的小鐵門，又走出病房的大鐵門，讓趙文娟坐到電動車的後座，帶著她走了。

我再也沒見過趙文娟，直到現在還會為她的孩子擔心，那孩子和趙文娟一樣，小小年紀就失去了母親。如果說這個故事還應該有一個主角，那可能就是趙文娟的母親，可有關她是怎樣的人，是怎樣得了精神疾病，甚至是不是得了精神疾病，又是怎樣出逃，出了什麼樣的交通事故身亡……所有這些我都無從知道。雖然也有遺傳的情況，但我寧願相信趙文娟和她母親的病不是因為遺傳，而更多是家庭的因素，或者是人內心的因素。

心理學中有個概念叫「期待效應」，意思是，你覺得事情會變好，那事情變好的可能性就會增加，反之亦然。站在高處，老想著掉下去，腳底就軟了；對需要你幫助的病人，老覺得不會好轉，他就真的不會好轉了。有個心理醫生也這麼說：「在病院裡，越當他是普通人，他就越可能是普通人。你如果當他是病人，他就永遠都是病人。」

而對於精神病人的家屬來說，越往壞了琢磨這個問題就越想逃避，循環往復，最後就只能眼睜睜看著自己的家人被病症吞噬。

我前文提到的院霸的好朋友李雪，和趙文娟的情況類似。她就是在剛生完孩子不久後，被診斷出患有精神疾病。她有次在活動室裡扇了丈夫一巴掌，其他患者都在一旁起哄，讓她繼續扇。難得的是，她的丈夫不躲不閃，非常鎮定地讓妻子打。之後還安慰我們，說精神科醫生的工作挺不容易的。多虧了丈夫的不離不棄，李雪是我見過的恢復最好的患者。

人活著總會遇上事，大多數可以透過努力破解，但還有一部分，光靠自個兒是無解的。在精神科醫院這種地方，病人大多無法自主，只有家屬用心，病人才有好轉的可能。不是說「人定勝天」，但對現狀和將來的態度是會從內到外影響一個人的。看著李雪，我總會想起早早就開始收拾不多的行李，盼著週一到來、家人來接的趙文娟。那時她的表情總是活靈活現。

傻瓜美人

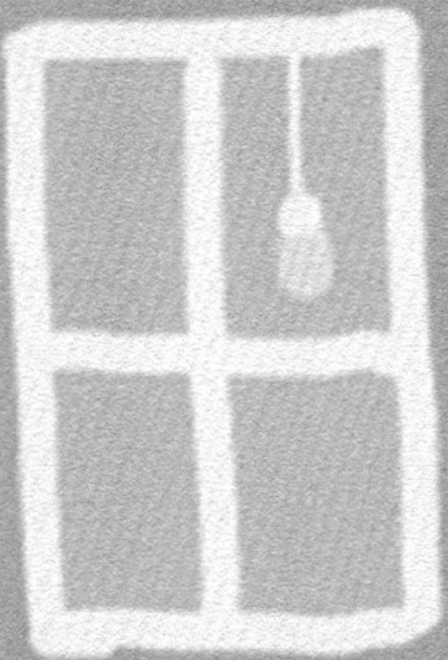

她走了，去了她想去的地方。妳努力了，妳要原諒妳自己。

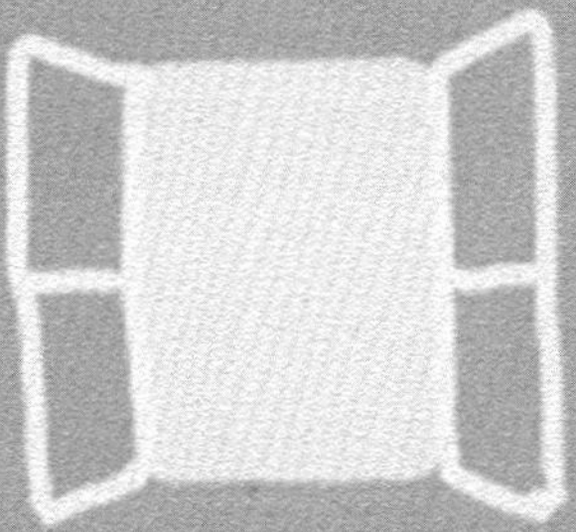

二〇一六年四月底的一個下午，一個黑衣女人來到精神科，點名要找我。

四點多，我剛走到心理測量室門口，女人就趕緊站起身，朝我走過來，她穿黑色職業套裝，短髮吹得很有型，圓臉上有一雙大眼睛，眼線清晰，眉形利索，嘴上還抹了口紅，「陳醫生回來了，忙吧？辛苦辛苦。」她跟我客套著，渾身透出一股職業女性的幹練勁。我有點臉盲，一時沒有認出她是誰。

「髮際線。」她看我一臉茫然又尷尬的樣子，笑著提醒。

我立刻想了起來，半年前，我確實在醫院的急診室裡見過她。

但我又有點恍惚，拚命回想記憶中那個躺在急診室床上，蜷縮成一團的女人——和眼前這個看上去精明強幹的女人簡直就是兩個人。

雖然半年過去了，但這個女人的名字和職業我還記得很清楚。王娜，本地一家奢侈品店的店長。光看外表你絕對想不到，這個看起來就很厲害的女人竟然被男人情感操控了十幾年。

「陳醫生，我知道我應該掛號，但他們說你不出門診。我就自己跑到病房來了。」王娜解釋完自己突然出現的原因，不好意思地笑了一下，眼睛彎彎的，很可愛。不得不說，做銷售的王娜有一套自己的交際方法，能迅速跟人拉近距離。

明明我們只見過一次，但她跨過門診直接來病房找我，卻沒讓我感到突兀。作為精神科醫生，我經常被病人邀請到他們心理的「後台」去看人生。不論站在我面前的人看起來多麼光鮮靚麗，他們背後總有不為人知的一面，大多數「舞台表演」非常精彩的人，後台往往都是亂七八糟，甚至一片狼藉。作為奢侈品店店長的王娜也一樣，她說：「有些話，我不知道跟誰說，我知道自己很傻。」

那天心理諮詢室被佔用，我把王娜帶進醫生休息室裡。我知道，王娜接下來要說的話可能不曾對任何人說起過。

白天，醫生休息室裡很安靜，也很安全。窗簾總是半拉著，光線略顯昏暗。我把唯一的椅子讓給王娜，自己坐在對面的床上。王娜一坐下來，肩膀先垮了，眉頭緊皺。有好幾次，王娜張開嘴，卻什麼話也沒說出來。看樣子，她要說的話似乎真的有些難以啟齒。我等了很久，然後站起來說：「我先出去忙一會兒，妳想好了再告訴我吧。」王娜急了，她終於開口：「我前夫回來找我了。他說對不起我，只愛我。他被那個女人騙了錢，要我看在十多年的感情上，原諒他。」王娜的語氣裡全是自嘲。

這讓我回憶起半年前，我們在急診室初見的情形。

01

二〇一五年十一月，我在急診室裡第一次見到王娜，她正蜷縮在一張病床上，臉色蒼白、眼神空洞，精神還有些恍惚。

她的病床邊站著另一個打扮精緻的中年女人，她向我講述了當天早些時候王娜的「詭異行為」。

女人說自己是一家美容院的老闆，王娜偶爾會去她店裡做美容。那天一大早，王娜就去店裡，要求做髮際線上移。

「她要做成清朝阿哥那個樣子。」女老闆一臉的不可思議。

雖然此時此刻躺在病床上的王娜頭髮淩亂，但仔細看，王娜絕對是個美女，她的眉毛和眼線都是精心文過的。只是這種精緻似乎並沒有持續下去，她的新眉毛已經長出來了，眉尾像新樹枝上搭著一截枯樹杈。看得出她已經很久沒有修過眉了。

美容店的女老闆聽王娜說要剃頭，覺得她肯定是遇到事了，於是道：「這事妳回去再想想。」誰知王娜一把抓住她的手，開始哀求，「姐，我倆相處這麼多年了，求妳幫我這一次吧。妳不幫我，我就完了。」王娜開始哭，說只有提高自己的髮際線，她才能過這一關。老闆勸王娜回家，可王娜的哭喊聲越來越大，不僅影響了店裡的生意，還吸引了很多路人看熱鬧。老闆一邊掙脫王娜的手，一邊示意店員報警。這時候，歇斯底里的王娜突然暈了過去。後來被送到我們醫院急診。

急診醫生說，王娜暈倒是情緒激動導致的。在我們醫院，如果遇到患者的言行難以理解，會請精神科會診。那天，是我趕到了急診處，搬了張凳子坐在王娜床頭，看著她，說：「我姓陳，妳願意跟我說說發生了什麼嗎？」

在那個遮擋簾隔起來的狹小空間裡，我平靜地看著王娜。王娜的眼神雖然渙散，但不抗拒，也沒有躲開。我判斷，她有傾訴欲望。

果然，王娜掙扎著從病床上坐起來，說昨天晚上，她發現自己老公和別的女人出軌了，她無法面對，就一個人在街上遊蕩。直到遇到一個算命的，那人告訴她，提高髮際線可以轉運。

「為什麼妳發現他和別人在一起不罵他呢？」我問。「我們離婚了啊！」我以為王娜是離婚之後還放不下，可她卻說：「我們是假離婚。」

二〇一四年，王娜的老公準備買房。他說王娜的信用卡有逾期記錄不能貸款。只要假離婚，他就可以拿到利率很低的貸款。兩人就離了婚，買了房，王娜還幫「前夫」還貸。可前夫貸款拿到後，兩人卻沒有再復婚。

半年前，前夫在她剛出院時找到了她，提出復婚，但兩人結婚證還沒領，他又讓王娜出去借錢。再近一段時間，前夫又說他生意上周轉需要錢，讓王娜向親戚朋友借，加起來共有十多萬。直到昨晚，王娜親眼看到前夫和別的女人在一起，她才反應過來——「這是一場徹頭徹尾的騙局。」發現丈夫出軌、騙錢，但她並不打算追究。「婚都離了，沒辦法追究。」王娜說。

聽了她的事，我心裡有了判斷：三十多歲的王娜是主動變成「傻子」讓前夫騙的。很多成年人的人格並不完整，比如深陷PUA騙局裡的人。在他們的世界裡，如果保持清醒不能幫助他們維持一段關係，那他們就會選擇主動變成「傻瓜」。「壞的關係也好過沒有關係。」——有時候人太害怕失去了。

離開的時候，我給王娜留了自己的工作電話。但我從沒想過，半年後，她會真的來精神科找我。這次她真的病了。

02

「陳醫生，我吃了兩個多月藥。」找到我的這天，王娜下了很大的決心才說出口。王娜的抑鬱也和前夫有關。前夫最近一次找王娜借錢，王娜沒臉再找別人要了，她就用自己的信用卡透支了十萬給前夫。結果，前夫還跟那個女人混在一起。

得知王娜再次複合被騙，我感覺自己的脖子好像被人卡住了一樣，堵得慌。如果一個人願意傻，願意被人騙，真的連老天也救不了。不過這次王娜清醒了一些，她憑著轉帳記錄向前夫要回了一些錢。但之後她就一直睡不著了，還容易早醒。

我一邊聽王娜說自己的病情，一邊從對面觀察她。王娜穿著黑色職業裝，但左手腕上卻戴著一些裝飾手鏈，看上去有些不搭。憑著過去的經驗，我趁她不注意，突然抓住了她的左手，接著，迅速擼起了王娜的袖子。王娜皮膚很白，胳膊上卻密密麻麻布滿了傷痕。那些新割的傷口像翻開的嘴唇，在白皮膚的襯托下，格外鮮紅。有些舊傷已經癒合了，只留下一條條蚯蚓似的白線，有的位置甚至留下了縫針的痕跡，應該是割得太深了。割腕通常是死不了人的，只是一種自殺的姿態。王娜自殺自殘，也不是真心想死，是想折磨自己。

「我想來找妳看病，可以嗎？之前那個醫生不跟我說話，每次去都只是開藥。」王娜看著我說，抱怨起之前的精神科某醫生態度冷漠。我可以理解這位同行，我也不喜歡出門診，診室通常很狹小，很多人擠在一起，根本沒時間聽患者講話。醫生只能抓住主要症狀問一下就倉促開藥，像流水線上的機器。

我願意接診王娜，但沒有立刻答應她，「還割腕嗎？」我跟她談起了條件。

「不了，盡量不。」王娜認真地答，「不過有時候，我看到那個刀，就覺得很可愛。」

就這樣，憂鬱症患者王娜成了「我的患者」。她每月一次複診，總會提前跟我商量時間，再趁著我夜班或者不忙的時候來。王娜喜歡待在安全舒適的診室裡，多跟我說會兒話。

即使每個月只來一次，王娜還是迅速和精神科的醫生護士打成了一片。有幾次我在辦公室裡下醫囑，王娜在一邊等，她沒事做，就跟我的師姐們閒聊，討論著各種大品牌的口紅色號。說起口紅，王娜的臉上就洋溢起自信的光。她兜裡經常裝著好幾款口紅，說到興奮處，還會熱情地握住我師姐的手，在師姐的手背上試色，給師姐講解、推薦。每到這種時候，王娜說起話來就變得條理清晰，專業又有感染力，時不時還很幽默。如果不是在精神科病房，你可能很難相信，這是一個抑鬱到要自殺的患者。

03

「只有我還有一絲力氣，就會在人前強顏歡笑。」很多憂鬱症患者都跟我說過類似的話。每次在心理諮詢室裡，只要我看到王娜的肩膀垮下來，就知道她有一些自己的事想要講給我聽。有一次，我問王娜，她父母怎麼看她一而再再而三被前夫騙的事？王娜說她媽媽身體不好，沒敢告訴她媽媽。

「妳爸呢？」「死了。」王娜語速很快，聲音裡沒有一絲波瀾。可我立即意識到，自己應該抓住這些被王娜輕易略過的東西。作為精神科醫生，我發現，人越是講痛苦的事情越會輕描淡寫，甚至有很多人會笑著講出來。比如一個患憂鬱症的女人，她介紹自己晚上睡不著覺的問題，能絮絮叨叨說上十分鐘，但她被老公家暴十幾年，問她這十幾年遭受的折磨，她只能對我說出三個字——「他打我。」

心理學的書上說，這個症狀是：分不清主次。可我卻覺得，真正的原因是這些人不想再面對那些痛苦。回憶和講述意味著要再經歷一次痛苦，他們只希望快進、快進、趕緊跳過去。王娜也試圖在我面前快進，甚至掩藏那些和她爸爸有關的記憶，但還是被我問了出來。

王娜的姥爺是本地為數不多的有錢人，在八〇年代的時候，他就開了一家很大的飯店，市裡有頭有臉的人物，他幾乎都認識。王娜的媽媽是家裡的小女兒，從小就得到父親的偏愛，哪怕是困難時期，她也有零食吃。但王娜的爸爸年輕時是個工人，背地裡還打架、賭博，是個不務正業的小混混。當年，為了阻止女兒和小混混談戀愛，姥爺曾把王娜的媽媽關在屋裡不准出去。可在那個年代，王娜的媽媽未婚先孕了。姥爺沒辦法，只能同意他們結婚。

婚前，王娜的媽媽在家裡沒做過一頓飯，沒洗過一次衣服。婚後的生活並沒有她想像中幸福，王娜爸爸的惡習一點沒改，甚至還動手打她。在王娜三、四歲的時候，父母離婚了。因為爸爸是家裡的獨子，所以奶奶硬把王娜要了去，可奶奶身體不好，沒多久就去世了。奶奶去世後，爸爸抱著王娜進了一棟老樓。這裡是王娜媽媽的住處。爸爸把王娜放在前妻的家門口就走了。

這一天，在王娜的童年記憶裡非常清晰。即使是白天，老樓的樓道裡也很暗，王娜的周圍全是黑的。她站在門口敲門，一直敲，沒人開。最後她站累了，就抱著膝蓋，背靠著門坐下。不知道過了多久，王娜聽到了一個男人的聲音：「這個小孩是誰？」一個叔叔跟在她媽媽的身後，然後他把小王娜抱進了屋。「這個小孩是誰？」這句話像敲進了王娜的靈魂。哪怕長大成人後，她還是無數次地問自己：「我是誰？」

在童年，王娜「丟了」自己。

04

過了很久，王娜才知道，爸爸拋下她之前，曾經提前給媽媽打過電話。「你要走了就要管到底，現在還給我算什麼事？我也不要。」媽媽說。那時候，王娜的媽媽已經有了自己的新生活。

關於媽媽，王娜說：「媽媽不打我，但也很少抱我，我從來不想她。」王娜就像一隻皮球，滾到了姥爺的身邊。姥爺寵愛王娜，經常把她扛在肩膀上玩。王娜說，那是她人生中最美好的記憶。姥姥很早就去世了，家裡的保姆負責照顧祖孫倆。保姆成了王娜心裡比媽媽還要親近的女人。

王娜上小學的時候姥爺也去世了。因為沒人照顧，媽媽把她送進了一所寄宿學校讀書。小時候的王娜體型偏胖，生活能力很差，在寢室裡總被人看不起，同學酸酸地說她是嬌小姐，爭相模仿她幹活時笨拙的樣子。聽見別人嘲笑自己，王娜上去就揍，打架太多，王娜成了「問題少女」。學生時代，王娜幾乎沒有朋友，到了高中，她在玩網路遊戲的時候結識了一個男孩，是職高的學生。在遊戲裡，這個男孩總在緊要的關頭「救」她，他們在遊戲裡戀愛了。後來，這個男孩在遊戲裡向王娜求婚。

虛擬世界裡的一場遊戲讓王娜產生了從未有過的依戀。第一次線下見面，王娜就發現，這個男孩長得有點像那個抱起她問「這個小孩是誰？」的叔叔。男孩給王娜買了杯奶茶，王娜感覺到了久違的溫暖。她迷戀這種溫暖——王娜心中的小女孩被喚醒了。後來，這個男孩就成了王娜的丈夫，再後來又變成了前夫。但在我們多次的談話中，王娜竟從沒有跟我說過這個男孩的名字。我更加確定，王娜是主動把自己變成傻瓜的。

這麼多年，男孩的缺點其實早就暴露了。職高畢業後，男孩去網吧當網管，但他情緒不穩定，經常撒謊，王娜都忍讓了。直到有一次，她撞見男孩和別的女孩在網吧親昵。王娜提了分手，立即去上海投奔舅舅。可沒過多久，男孩又追到上海求王娜。王娜心軟，原諒了他。王娜第一次無原則地退讓後，男孩越發放縱了。高中時期沉迷的那款網路遊戲，王娜早就不玩了。可她和前夫的關係還是像當年兩人一起打遊戲一樣，無止盡地「game over」。

05

隨著王娜複診次數的增多，精神科的醫生護士們早就不把王娜當外人了。王娜徹底放開自己，她再說自己的故事也不瞞著科室裡的其他人了。每個月，我也在隱隱期盼著王娜給我打來預約電話。

過年的時候，王娜因為業績好，獲得了去歐洲旅遊的獎勵。回來的時候，王娜顯得特別興奮：「我可以開始減藥了嗎，陳醫生？」王娜告訴我，那天，她躺在一個教堂前的大草地上，望著湛藍的天空，她感受到了溫暖的陽光灑在她身上。她說自己彷彿看到了那個一直抱著膝蓋，蹲在地上的小女孩。女孩脫離了王娜的身體，一點點地站起來，微笑著，慢慢飛走了。她心裡想，這個孩子是誰呀？「我是王娜啊！」她像是突然反應過來。王娜說，那一刻，她淚流滿面，「我終於不是一個沒人要的孩子了。」她終於知道自己是誰了。

二〇一六年年底，經過治療，王娜的憂鬱症症狀幾乎都沒有了，情緒也在逐漸平穩。一個週四，王娜再次來複查，狀態好了很多。前夫再次來求複合，王娜看著這個男人的「表演」，覺得挺滑稽的，忍不住笑了出來。「我還有事，要去忙了。」她對前夫說。前夫賴掉的那些她向親戚朋友借的錢，王娜靠自己一點點還上了。雖然被這個男人處心積慮騙了多年，但那一刻，王娜說她不恨了。

神奇的是，當王娜真的放下了，前夫也就不再纏著她了。「在某種意義上，愛和恨是一回事，都是濃度很高的情感。真正放下就是和自己的內心和解。」我跟王娜說。「這麼多年，我的情緒終於不會被他帶動了。」王娜感慨，她徹底從那個旋渦裡跳脫了出來。「我才三十二歲，還有大把的人生。從此以後，我要為自己活。」那天在諮詢室裡，王娜顯得很欣喜。

「為自己而活」，對所有人而言其實都是一件難事。王娜對我越來越敞開，還跟我說了好多新年打算。眼前的王娜，已經和一年多以前逼著美容店老闆給她提高髮際線的那個她完全不一樣了。我覺得自己或許真的「治癒」了她。

我考慮給王娜減藥了，但王娜卻像是有顧慮，「我不吃藥了還能來看妳嗎？我有時候也不想吃藥，但如果我不吃，就不知道用什麼理由來找妳了。」王娜說。我笑了：「我又不是藥販子，妳想來就來啊！」在我們精神科經常能聽到患者這樣說：「醫生，我病好了還可以來找你嗎？」「醫生，我有時候捨不得好，我覺得好了就不能來找你了……」大概每個人的內心都渴望被傾聽，病人的信任讓我的心裡特別感動。

我和王娜越走越近，連她談戀愛了，都是我觀察發現的。以前王娜來複診，總穿一身黑色的衣服，她說「黑色顯瘦」。其實衣服的顏色和她的內心黯淡有關。那段時間，我發現王娜的衣服顏色豐富了，妝容精緻了，臉上的光也藏不住，整個人都快要飛起來。「是不是談戀愛了？」我問。王娜一下子就笑了。「是我說漏嘴了嗎？」她愉快地承認了。王娜說有個男人正在追她，對她很好，她說：「就是幻想中的那個樣子。」我真心替王娜感到高興，但王娜卻很自卑，她覺得男人條件好，擔心他會嫌棄自己結過婚，她說：「我長得胖，那麼笨……」「妳問過他喜歡妳什麼嗎？」我問。王娜突然變得有些緊張，她說：「不敢問，我總覺得是假的，我怕我一問，他就說是逗我玩的。」

自打承認了戀愛，三個月內，王娜就再也沒給我打過預約電話，也沒有在精神科出現了。她打電話告訴我：「我已經停藥了。雖然有時候還會情緒波動，但再也沒有想過自殺。」那個男人是個很溫暖的人，對王娜也上心。每次在她情緒波動大的時候，男人就默默地等她的情緒過去。「我終於體會到溫暖的戀愛是多麼美好的一件事了。」王娜說。我在心裡默默祝福王娜，她的日子終於越來越好了。

06

二〇一七年八月，好久不見的王娜突然來精神科找我，神色顯得很著急：「陳醫生，我總是頭疼。有時候看東西很模糊，明明聽到有人說話，但周圍什麼都沒有，我不知道自己是不是瘋了。」王娜的憂鬱症幾乎已經沒有症狀了，聽她這樣說，我也變得緊張起來。按道理，普通憂鬱症通常不會有幻覺，除非是抑鬱得非常嚴重了。

精神類疾病屬於慢性病，難治、易復發。很多時候，我們好不容易治好了一個患者，人離開科室的時候，真的像重生了一樣，但過不了多久又會被生活打回原形。這曾經讓我產生很多自我懷疑——這樣的努力有用嗎？還是人真的無法與命運抗爭？

王娜住院了，不知道為什麼我總有一種不太好的感覺。診斷精神疾病得先做頭部核磁共振檢查。磁共振預約在三天之後，但我真的是太想知道結果了，就私下找了放射科的同事，把王娜的檢查提前了。「出來之後趕緊告訴我結果，我不想等。」我拜託同事。

那天晚上，同事微信傳來圖片，是腦瘤。我又立即把圖片傳給另一個腦外科的同學，他看了圖片說，這個腦瘤的「位置不好」。「顱中線稍微有點偏移，已經有腦疝的可能，需要儘快手術。」「腦疝」這個詞我並不陌生。大腦因為感染、腫瘤等原因，一部分腦子跑到其他地方占了位置，很容易死人。我感覺自己的心一下子就沉到了湖底，冰涼冰涼的，後腦勺也在發涼，整個頭都好像縮小了。我不知道自己該用什麼樣的方式把這個消息告訴王娜。

第二天，我把報告單拿到病房，王娜躺在床上像正在思考著什麼。看樣子，她並不是特別擔心。「這是腦瘤，位置比較深，最好儘快手術。」我說。王娜比我想像的要平靜很多。她說，來找我之前，她就在網上查過了。雖然知道網上查病不准，但她已經想到了是這個結果。我立即讓王娜去另一家醫院就診。那裡有全省最好的腦外科，還有我的師兄。我擔心王娜掛不上號，又破例把我師兄的電話告訴了她。

可一週後，王娜竟然出現在精神科，又站在了我眼前。

「陳醫生，妳看我的裙子漂亮嗎？我爸給我買的！」那天，王娜穿了一條新裙子，笑靨如花，很漂亮。我見她這副樣子，眼淚唰的一下就流了下來。

時隔幾十年，王娜媽媽主動聯繫前夫，是因為他們共同的女兒生病了。

再次出現在這對母女家門口的時候，這個男人頭髮都白了。王娜不敢相信，這個人就是自己的爸爸。爸爸送來兩千元，他囑咐王娜買點好吃的，就匆匆地走了。看著他的背影，王娜又想到了那段童年的記憶。那天，爸爸把王娜放在媽媽的家門口，走得也很急，他甚至連門都不敢敲。

「妳恨他嗎？」我在諮詢室裡問王娜。王娜搖搖頭：「我早就想不起他的樣子了，有時候想起爸爸，心裡出現的是那個抱我進屋的叔叔的樣子。」

拿著爸爸給的兩千元，王娜在商場裡逛了很久。她看見一條裙子，正好兩千元，心裡喜歡就買了下來。「我爸給我買的！」她固執地說。小時候，王娜看到別的孩子都有爸爸，她就回家問姥爺，自己的爸爸在哪兒。姥爺的答案永遠只有一個：「你爸死了。」很久以後，王娜才知道自己的爸爸並沒有死。她見過幾次，一個男人站在遠遠的地方看著她，但從來沒有走近跟她說話。「那就是我爸。」王娜確定。

那天，王娜離開精神科的時候告訴我，下週一她就能住院了，不再是為了治療精神疾病，而是腦瘤。

07

週三的時候，我正好要去那家醫院附近辦事，控制不住自己，我摸到腦外科去看望王娜。王娜經常跟我提起的「那個男人」——他的男友也在病房裡，他陪在王娜的病床邊，兩人正在聊天。為了這次手術，王娜一頭幹練的短髮已經被剃光了。她愛美，以光頭見我，顯得有點不好意思。現在回想起來，其實那時候，我應該教王娜一些如何在術前放鬆心情的專業知識，可當時我的心情格外沉重，把一肚子的專業知識全忘了。王娜還反過來安慰我：「陳醫生，想開一點。醫生說五年生存率很高，不用擔心。」

我從病房走出來的時候，外面的天色已經很暗了，我的心中突然生出了一股憤怒。我特別絕望、無力，不知道自己該怎麼辦。生而為人，她太可憐了。過去，每月聽王娜講自己的事，很多事情都與我記憶裡的一些事情高度重合，我有過一種錯覺——王娜不是患者，而是我隔壁班的一個同學，我的朋友，甚至是身邊的一個小姐妹。

接下來的一段時間裡，我總感覺諸事不順，連呼吸都成了負擔，心裡像堵著什麼東西，我說話變得尖刻，成了一個行走的「炸藥包」。一開始是同事說：「妳怎麼回事，頭髮幾天沒洗了？」後來是患者說：「陳醫生這兩天不愛說話，晚上也不出去跑步，一回休息室就躺在床上，口頭禪也變了……」

那天在辦公室裡，我心煩意亂，再次撕掉了一張寫錯了字的醫囑單。「還是王娜的事嗎？」坐在旁邊的師姐突然問。

這個名字出現的時候，我感到臉上一陣濕熱，眼淚已經不受控制地掉了下來，接著，我朝師姐大喊大叫……很明顯，我的狀態已經不適合工作了。作為別人的「情緒垃圾桶」，一名專業的精神科醫生，我抑鬱了。可悲的是，人一旦抑鬱起來，腦子裡有多少專業知識都沒用。我知道自己的下一個去處應該是哪兒——五十四號診室。

我離開山腳下遺世獨立的二層小樓之後，就轉到了現在這家醫院。這裡很大，是整個地區最大的醫院，大樓很大，分東翼西翼，站在走廊上，一眼望不到盡頭。「五十四號診室」夾在眾多的專家診室中，毫不起眼——卻是精神科著名專家，我老師坐診的地方。診室只有十多平方米，但這個房間對我來說，就是子宮一般的存在，只要進去了，就溫暖了、安全了。畢業七年多，每當我遇到困難或心情不好的時候，就會去五十四號診室，回到老師的身邊。是老師帶我走進精神科這一行的，她是學術權威，卻很少讓人感受到壓迫感。六十多歲的年紀，自律、苗條、愛穿連衣裙，讓自己永遠活成了少女，講起話來眼睛永遠溫和地看著你。

有時候，我會自作主張，拎著午飯去和老師一起吃；有時候，我會躺在她診室的檢查床上睡個午覺。但無論我什麼時候去，好像都是理所應當的，老師從不過問。再出來，所有的問題都好像自動解決了。我的煩惱似乎並不存在，只是被一時的情緒蒙住了眼睛罷了。

08

二〇一七年九月十一日，一大早，我穿上十年前的白大衣，掛上「實習生」的胸卡，沒有提前打招呼，就出現在了五十四號診室裡。老師推門進來的時候，腳步明顯停頓了一秒。但她什麼也沒說，就繼續往更衣櫃走去。老師在這十幾平方米的診室裡，見過太多種人生了。無論發生什麼，她都見怪不怪了。老師換好衣服在我旁邊坐下，看了我一眼，沒有一絲客套，問：「今天患者多嗎？」我說多，老師深吸一口氣：「開始幹活吧。」

精神科專家門診，五十四號診室的燈總是這層樓裡亮到最晚的。很多次我跟隨老師離開的時候，走廊裡已經一個人都沒有了。這個世界上需要被傾聽的人太多了。

關於那天早上，我為什麼會突然出現在她的診室，老師一個字都沒問，彷彿我就應該來似的。待在老師身邊，哪怕我什麼都沒有說，都好像能找回十年前那個義無反顧，選擇精神科作為職業方向的自己。我也常常希望自己的諮詢室可以成為患者們的「五十四號診室」，變成另一個子宮，讓人感到安全、溫暖。患者們遇到困難的時候可以來，開心的時候也可以來。

跟著老師坐診的第三天，堵在我心口的那個東西似乎稍微鬆動了一點。我終於能順暢地呼吸，窗戶外面的陽光也能灑進來了。那天吃完午飯，我和老師一起散步，突然問她：「老師，人為什麼活著啊？」「終於憋不住，要說了？」老師看著我笑了。她總是這樣，你不說她永遠不問。

老師認真聽完了王娜的故事，她說：「王娜的前夫多像她爸啊。」我並不關心這些男人，我只關心王娜：「我想不通為什麼！」王娜好不容易才從抑鬱這條「黑狗」的嘴裡逃出來，現在又被「死神」給盯上了。「王娜那麼努力，為什麼會這樣呢？」我的憤怒裡伴隨著一種無力和悲哀，在命運面前，人是如此渺小，根本無力反抗。我不知道該把這股悲憤指向誰，就是很生氣。「一個人活著的意義是什麼？是來受苦的嗎？」我問老師。那天傍晚，我從王娜的病房裡走出來的時候，就不知道人生的意義是什麼了。我久久地陷入悲憤的情緒裡，沒辦法走出來。

「人生本來就沒有意義。妳賦予它什麼意義，它就是什麼意義。」老師平靜地說。

其實一直以來，我都有一個困惑——我的老師從業幾十年，聽了那麼多人的悲慘故事，她是怎麼消化這些負面情緒的？「別往心裡去就行。我啥都記不住，左耳朵進右耳朵出。」老師說。我心裡一陣顫動，後來在工作中，我慢慢領悟了老師的這句話。

其實，這就是我們精神科醫生的工作。比如治療憂鬱症，對精神科醫生而言有時就會有很大的創傷。我有一個師妹，剛畢業沒多久，就負責治療一個憂鬱症大姐。師妹做得很不錯，大姐的治療效果也很明顯。大姐出院的那天，給了師妹一個大大的擁抱。師妹特別高興，畢竟擁抱在中國的醫患關係中很少發生。

結果，這個大姐在回家的路上就跳河了。她給家裡人留言說，自己不想再努力了。這件事讓師妹非常受傷，她跑到五十四號診室，待在老師身邊「治傷」。老師告訴她，我們在對抗的是一個力量比我們大很多的東西。「她走了，去了她想去的地方。妳努力了，妳要原諒妳自己。」精神科醫生如果真把每個患者的故事都放在心上，那確實太沉了，背不動，也走不遠。那天中午，我和老師在戶外散步，一直走到午休時間結束。

「明天還來嗎？」老師問我。

「不來了。」我有些不好意思地笑了。

09

後來，我恢復了正常，又可以繼續給其他患者提供治療和幫助了。我沒有再去打聽王娜的情況，不知道過了半年還是一年，在一個會議上，我偶然遇到了那個腦外科的師兄。

「妳還記得妳的那個患者嗎？」師兄說，「她手術之後，很快就沒了……」我心想，記得，當然記得。我了解她的每一段不快樂的過去，知道她聰明外表下一次次的自我欺騙，我更記得她的每一次努力，也喜歡她說出「我終於不是一個沒人要的孩子了」的樣子……人會出現抑鬱可以理解為：心裡有把刀捅向了自己，王娜的抑鬱就是這樣來的。而她的病好轉，是因為她很勇敢地把刀拔了出來——她用父親給的錢給自己買裙子，在病床前接受男友的照顧，不再在意自己不美的樣子。我突然懂了老師說的話：我們在對抗的是一個力量比我們大很多的東西。而王娜很強大，即使在那個力量比我們大很多的東西面前，她終其一生都是在抗爭的。

當時我的執業年限比較短，一度無法接受自己的患者心理上的疾病明明已經快治癒，卻還要被腦瘤奪走生命。但幾年過去，再次寫下和王娜有關的文字時，我發覺自己想起她，腦中浮現的都是她最後一次來精神科看我的樣子——她牽起裙擺，臉上笑得像花一樣：「陳醫生，妳看我的裙子漂亮嗎？我爸給我買的！」

原來我們已經好好道過別了。

窗邊的老米

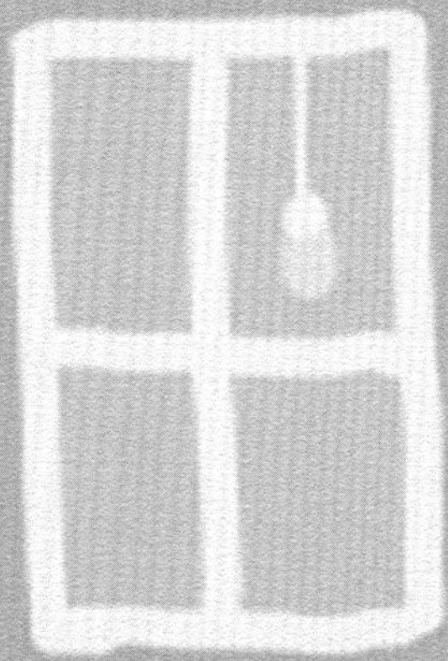

看著老米，我總是想到一句話，
沒有人是一座孤島。

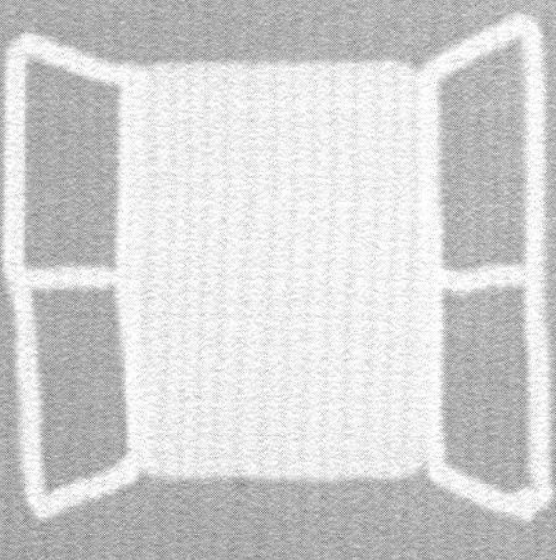

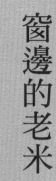

老米是我們科的「哨兵」，老米的窗就是他的「崗哨」。每天上班，我還沒進大門，就聽見老米的聲音從二樓窗戶傳來——「陳醫生早！」哪個患者的家屬來了，也總是老米第一個發現，然後衝屋裡大喊：「××家裡來人了！」很多人都知道老米，因為他特別熱情，總是趴在窗戶邊上看樓前小路上過路的人，認識的、不認識的，他都笑呵呵地跟人家招呼。

旁邊工地的建築工人休息的時候，會穿過我們院去附近的一個商場。我看過好幾次老米跟路過的工人要打火機，用完了又給人扔下去，順便跟人聊幾句。他跟那些人說自己是「精神疾病」，人家回：「你要是精神疾病，那我也該來住院。」然後幾人一塊兒哈哈大笑。其他科室的醫生護士也經常問我，說，你們科那個總趴窗戶的大爺是啥病啊？感覺比大街上的老頭正常多了啊！

老米到底是什麼病啊？關於這個問題我也疑惑了很久。

01

二〇一〇年七月，我剛上班的時候，老米已經六十多歲了，也是我們科成立不久就來了的元老級患者。第一天查完房我就記住了這個熱情的老頭，他長得特別像動畫片裡的老爺爺，笑起來滿臉褶子，還缺了幾顆牙，看起來特別慈祥。當時流行一種叫「米老頭」的小零食，我買了幾袋帶過去給他看，開玩笑說應該找他當代言人。他特別高興，說：「這不就是我家生產的嗎？」然後笑著跟大家分著吃。「老米」這名就這麼叫起來了。

每次查房開門，老米就迎上來問，陳醫生昨天晚上睡得好不？看著眼睛有點腫啊。我感覺像他在查我的房。沒幾天，老米就把我打聽得明明白白的，包括老家是哪兒的，家裡幾個人，父母是幹啥的，有沒有男朋友等等。

眼看著快到國慶放假了，有一天我去查房，老米沒有像往常那樣迎上來，而是端坐在他自己的病房，表情嚴肅。在我離開的時候他偷偷塞給我一張紙，然後使眼色，讓我別告訴主任他們。我第一次遇上患者這樣，一路緊握著那張紙，心裡緊張得直打鼓，腦子裡不斷想著以前看過的「被精神疾病」的故事，還有那個沒辦法回答的問題——

如果被抓進精神科醫院，如何證明自己是正常的？難道老米就是這種情況？是「被精神疾病」的？

回到辦公室，我慢慢展開因為手出汗都有點發潮的紙。是老米寫給兒子的信。信上有很多錯別字，大意是說老伴很壞，把他騙到精神科醫院來關著。這裡除非有人接，不然是不讓出去的，讓兒子趁著國慶放假趕緊來接他，如果不能來，就給他寄點錢和東西。

我想不出該怎麼處理這種情況，感覺不能辜負老米的信任，就旁敲側擊問了師姐很多問題，可還是沒有得到我想要的答案，直到快下班的時候，我終於忍不住給師姐看了老米塞給我的紙。師姐一看就笑了：「我說妳怎一整天都魂不守舍的。」她拉開一個抽屜，拿出好幾張紙：「老米給每個人都寫過這樣的信。」

我沒鬆一口氣，反而覺得一種恐怖的氣氛向我襲來：發了這麼多「求救信」都沒有辦法逃出這裡，和電影《盲山》裡那個被拐賣到大山裡的大學生有什麼區別？「我也是幫兇」這種想法折磨著我。

那段時間，因為老米沒寫具體地址，我沒法幫他把那封信「寄」出去，查房的時候都不敢跟老米說話。他也不再笑呵呵地跟我打招呼，經常坐在自己床上抹眼淚，弄得我更內疚了。

04

我沒見過老米的兒子，老米的老伴每個月都會來看他一回。她每次都拿很多東西，同時還要把上一個月的各種帳跟護士長算一下——是真的帳，需要算錢的那種。老米特別喜歡在科室裡「消費」，但自己又拿不出錢，就學會了寫欠條。比如他看到別人穿一件皮夾克，就告訴別人他要買，然後就給人家寫欠條，五百八百隨便寫。但穿不了幾天他就會故意把衣服弄壞，別人也沒法再拿回去穿。

老米老伴跟護士長說，請護士長讓其他患者別再借錢給老米了，光住院費負擔起來就很勉強了，老米跟別人借的錢太多，實在還不起了。其實主任已經跟所有患者都強調過很多遍了，讓所有人都別借錢給老米，護士們只要看到老米手頭有什麼新玩意兒，就會讓他還給別人。但老米「欠帳」的問題還是很難完全解決。

後來老米變本加厲，又學會了惹新的麻煩。賒不來東西了，他就偷，只要誰家家屬來了，有好吃的，他逮著機會就去偷。有一回，一個患者家屬拿了只燒雞來，去水房洗手的空當，桌上的燒雞就沒了，那個患者立刻就去找老米。老米不光吃，還故意往吃的上面吐口水，讓別人沒法再拿回去吃。氣得那個患者犯病好長時間。

「我救不了」，對老米的內疚並沒有持續太久，差不多半個月之後，有一天我上班，老遠就聽到頭頂二樓傳來老米的聲音——「陳醫生早！」這老頭又開始趴窗戶了，我放心了。我也真切地體會到了上學時學的「雙相情感障礙」是一種怎樣的疾病：熱情的時候如火，抑鬱的時候又如墮地獄。

很多人形容這種病就像「在天堂和地獄之間來回跳躍」。老米因為常年服藥，症狀已經不那麼明顯，但也能夠讓我明顯感受到這種在兩個極端之間遊走的人是什麼樣。窗戶外面的人只看到了老米熱情的一面，會覺得他比大多數正常人還好。而他躲在角落裡蔫壞闖禍的這一面，除了我們和他的家人，沒有人能看見——對於看不見的東西，人們就默認為不存在，所以才會不停地問：老米到底是什麼病啊？

03

在熱情的狀態中時，老米從不吝惜自己的熱情。看護們很喜歡他，他每天都會非常主動地幫忙幹活，盡心盡力地站好他作為「哨兵」的第一班崗。食堂來飯了，老米就主動下去幫忙，病房裡發生什麼事了，老米會偷偷打小報告。當初盧偉他們養貓，就是老米向主任彙報的。大家都知道老米的這個毛病，所以那些長期住院的患者很多事情都會瞞著他。而老米連這個也彙報：「那幾個人在搞事！」讓主任注意。

我們那兒每學期都會有很多學生來實習，每次只要有學生來，老米就會非常主動地和學生們說話，還會表演他的絕活，一段山東快板《劫刑車》——「華鎣山巍峨聳立萬丈多，嘉陵江水滾滾東流像開鍋，赤日炎炎如烈火，路上的行人燒心窩……這滑竿上邊支著一個白布棚，棚下面端坐一位老太婆……您要問她是哪一個，這就是我們的地下黨，武裝縱隊司令威震川北的雙槍老太婆！」這是老米的保留曲目，只要大家有興致聽，他就會給大家來這麼一段，連唱帶比畫，整段表演很精彩。每次演完，大家給他鼓掌，他都非常享受那個時刻。

很多患者都很孤僻，問話不怎麼回答，像老米這種熱情的真是不多。看著老米，我總是想到一句話，沒有人是一座孤島。老米很能折騰，這些折騰甚至給大家惹了不少麻煩，但家也很被這種「折騰」打動——這種折騰代表著渴望交流、融入，渴望回歸到正常的秩序裡，渴望與人產生聯接。

而只有一個對生活有期待、有要求的人才會折騰。這種勁頭哪怕在正常人當中也很難得。折騰成了老米的日常，也構成了那些在視窗和老米打過招呼的人生活的一部分。看他在人群裡熱熱鬧鬧的，我時常會想，如果這老頭沒有生病，一定比現在還受歡迎。沒有人會拒絕老米，就像沒有人會拒絕有盼頭、有生命力的生活本身。這也是大家喜歡老米的原因：可能我們都需要「那扇窗」吧。

但關於老米抑鬱的那一面，除了那張「求救」的紙，我知道得不再更多。直到有一回碰上老米的老伴又來「結帳」，護士長有事耽擱了，老太太就在辦公室等。我趁機問起他們兒子的事。在精神病人說的話沒有辦法分辨的時候，我們需要從別的途徑來驗證那些話的真實性。

老兩口有三個孩子，兩個兒子一個女兒。我問老太太：「老米和孩子們還有聯繫嗎？」我提起老米給兒子寫信的事，老米老伴很大聲地說：「孩子他沒養過幾天，禍沒少闖，現在沒人理他。」而且他也沒有孩子們的具體位址和電話，讓我們也別搭理他，「我一個人還不夠他禍禍？還想去禍害孩子？」

04

老太太說，老米從最開始住院到現在已經四十多年了。一九七〇年代，老米本來是供銷社的採購人員，那時是特別吃香的工作。老米會利用工作之便，偷偷弄點生活用品拿到農村去賣，又從農民手上進點雞蛋啥的賣給城裡人。這種「倒買倒賣」讓老米賺了不少錢。但是當時這種做法叫「投機倒把」，是犯罪，所以老米一邊偷偷賣著東西，一邊擔心自己會被抓。

有一天他忽然聽到鄰居說，誰投機倒把被抓了！老米感覺就是自己的事情被鄰居知道了，擔心鄰居會去舉報。老伴記得那天很晚了老米都沒睡，一直叨咕誰又坐牢了，誰又被抓了之類的。老伴勸他，以後就別幹了。老米一面答應著，一面還是說：「要是被抓了，她和孩子咋辦啊？」

快天亮了，老伴聽到老米在夢裡大喊大叫。老伴趕緊把他喊醒。老米緩過勁來了，說夢到有員警來抓自己。那之後，老米就變得神神道道的，經常隔著窗偷聽鄰居家的動靜，人家不在家，就擔心是去舉報自己了，在家說話，就覺得是在討論要如何抓他。

漸漸地，老米開始丟三落四，工作算帳的時候經常出錯，在家裡鎖門總要反覆鎖好多遍，在街上看到穿制服的就會害怕。有時候老米又把自己收拾得乾乾淨淨的，說以後一定要賺大錢，讓老伴和孩子們都過上好日子。

老伴是工人，每天工作都很忙，還要照顧三個孩子，經常因為老米的「神道」行為跟老米生氣吵架。老米就這樣有時候躲在家裡不敢出門，有時候又鬥志昂揚地出門「賺大錢」，來回反覆。直到有一天別人告訴老伴，說看到老米在人家雞籠子裡蹲著，無論如何也不出來，她才意識到是得精神疾病了。

老米被送到精神科醫院之後，家裡的主要收入沒有了，三個孩子最大的也還在上小學。

後來，他們就都陸續不上學了，十多歲就跟著別人去廣東、福建打工，並且在那邊安了家。老米的老伴說起這些情緒還有點激動，後悔身邊一個孩子都沒有。這個女人就這樣自己又養精神疾病丈夫，又拉扯三個孩子。

一九九幾年，家裡老房子拆遷，盼了好多年的新房子因為開發商被抓，爛尾了。現在她六十多歲的人了給別人當住家保姆，一方面掙錢給老米看病，一方面也是真的沒地方住，得在雇主家住。她每個月休息兩天，一天來醫院看老米，一天去自己妹妹家借住。老米有時候也會跟著念叨，不知道自己家啥時候能收到房子，擔心以後不住院了，沒地方去。

老米住院以來換過好幾家醫院，只有在我們這裡住得最久，他也最滿意。他曾經去過一次敬老院，回來之後說敬老院不好，他老了可不想在那裡住。我聽他這樣說就覺得很好笑，感覺好像在精神科住院只是他的「工作」，總有一天要出院「退休」的，而他在考慮自己退休後的生活。

05

有一天，老米老伴帶了好多東西來醫院，還帶了一個巨大的好消息：家裡爛尾多年的房子又活了，明年新房子就能下來！老米的老伴終於守得雲開見月明瞭，可這時的老米又添了新毛病。

他不停地管老伴要東西，他愛吃的一種餅乾，一個月管老伴要十幾袋。直到我們發現病房裡很多人都有那種餅乾，才意識到，老米又把東西拿去賣了。那種餅乾在超市裡面賣五元一袋，老米賣給大家兩元一袋，所以銷路很好，大家都搶著買。我實在想不通老米為什麼要這樣做，直到老米偷偷給我展示他的錢——其實一共也就幾十塊錢，被他用好幾層紙包著，鎖在床頭櫃裡，鑰匙掛在自己脖子上。

因為他總是亂花錢，所以老伴一分零花錢都不給他留，他手上已經很久沒有過現錢了。

「我相中醫院門口超市的一種烤腸已經很久了，下次如果有外出機會，我一定要買來吃！」老米捏著手裡的錢，語氣篤定地跟我說。

有一次看護帶著他去外面幹了點活，老米終於借機買到了他心心念念的烤腸，還順便買了一種餅乾。那種餅乾比老伴給他買的那種差了很多，我不理解，問他：「為什麼要買餅乾啊？」他得意地說：「這是我花自己的錢買的啊。」那個時候我好像一下有點理解老米了——所有這些看似奇怪的行為都有一個內在的邏輯：老米想要的是一種對自己生活的掌控感。

老米一生中絕大部分時間處在讓他發病的那種陰影之下。老米有不得不住院的理由，但他熱愛生活的本性沒有改變。他每天在窗戶前跟認識的不認識的人熱情地打招呼，其實是在用自己的方式和這個世界保持聯繫，他渴望維繫自己那時隱時現的、對生活微弱的掌控感。

他需要那扇窗，就如同需要生活本身。

在我們山腳下的醫院搬走前，我得知老米的老伴終於住進了自己的房子，老米也轉去了別的醫院。但願老米的新房間還有一扇窗。

我們結婚吧

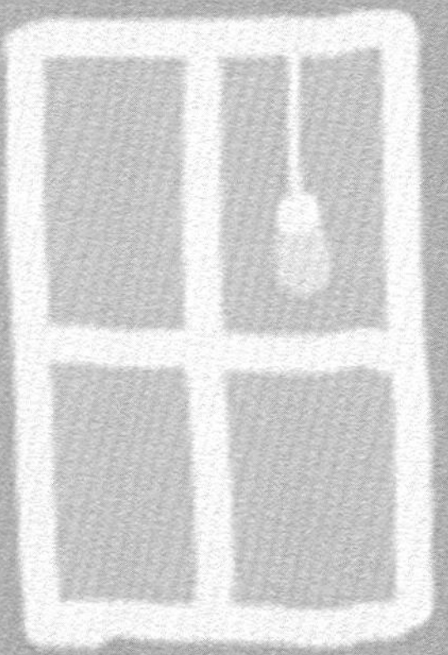

一般人上醫院，總是盡可能詳細地提供自己的信息，但患者和家屬因為「病恥感」專門自費到外地治療，就是擔心會留下紀錄。

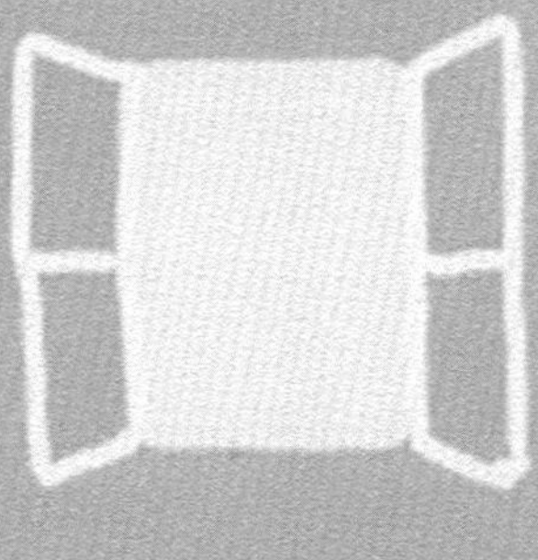

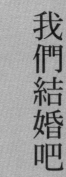

面前的女人死死盯著我。林鵬，啊，不對，現在應該叫「林鯤」，他的媽媽堅持要我在他的病歷上這樣寫——「三個月前，因和單位主管發生矛盾，出現行為異常」——否則就不簽字。可我的記憶不許我這麼做。我清楚地記得，八年前的林鵬還是個剛上大二的男孩，沒有跟任何人說就從學校消失了。員警是在距離學校一百多公里的一個建築工地找到他的。他見人就磕頭，讓人原諒他，問什麼都不說。工人們只好報了警。

林鵬被確診了思覺失調症，這種病的復發率超過九〇%，患者多次住院是再常見不過的事情。只是接下來的八年，這個男孩就像很多只有匆匆一面就消失不見的病人一樣，我沒有再聽說過關於他的任何消息。直到二〇一九年五月，這個叫「林鯤」的男人來到我們科室住院。我第一眼看到他就覺得莫名熟悉，雖然五官成熟了不少，但還是和我記憶裡八年前那個大二男孩的臉逐漸重合。陪在他身邊的依然是他的母親，要不是她強硬的態度，我都沒注意到當年的林鵬已經成了「林鯤」。

同一個人，同一家醫院，病史前後不一，被查到要算「事故」的。我很為難，林鯤的母親卻像早有準備：「不會的！我兒子上次住院，我們提供的身分證號和地址是假的，查不出來的。」這樣的事聽起來匪夷所思，在精神科卻非常常見。別的科的患者怕醫保不能報銷，總是盡可能詳細地提供自己的信息，但精神病患和家屬因為「病恥感」，總是千方百計隱藏，很多人專門自費到外地治療，就是擔心會留下記錄，影響以後找工作找物件。林鵬的母親應該也是相同的考量。我面前的女人個頭不高，看著普通，卻相當有主見。

在臨床上，我見過太多人因為各種現實目的給醫生提供一套「說辭」，我們沒有能力去核實，只能按照患者或家屬的說法記錄下來，簽上「病史屬實」。

我請示主任後，同意按照林鵬母親的要求來寫。只是病歷可以改，但作為最清楚林鵬病史的人，他的主治醫生，我並沒有失憶。抹去姓名，甚至抹去經歷，他們要改變什麼東西？

林鯤媽媽說，因為得了這個病，他們找人算命，給兒子改了名字。這只是一個開始。對林鵬和他的家庭來說，他們在用這八年「改命」，改寫一個寂寥生命的後半程。

01

病房裡，身高一米八的林鯤抱著媽媽不撒手，像個受到驚嚇的孩子。

他今年二十八歲，已經是當地的一名公務員了。此刻，他本應該穿著體面的衣服，得體地和同事開會，或者坐到自己整潔的辦公室裡處理各種檔。但現在他只能躲在媽媽的懷裡才能安靜一會兒。

林鯤這次的復發非常嚴重，整個人處在一種驚恐狀態，幾天沒有睡覺了，黑眼圈大得嚇人，但稍微閉上眼睛就會驚跳反射般地睜開。主任查房的時候說，林鯤，你別一直抱著你媽，讓她歇一歇，林鯤點點頭，雙手鬆開一點，可母親剛一直起腰，他立刻又緊緊抓住不讓走。這種行為在心理學上叫「退行」，就是退回到小時候。有很多家庭生了二胎之後，原本已經能自理甚至上了學的老大會尿床；成年人在受到巨大打擊或者生病的時候也會出現這樣的症狀。最嚴重的那幾天，林鯤這麼個四肢健全的大小夥子，連大小便都要媽媽陪著在床邊解決。

處在緊張狀態的林鯤幾乎沒有辦法溝通，我們能做的只有等。

曾經禮貌得體、聰明優秀的兒子一夕間變成這副模樣，最難受的就是父母，但林鯤的媽媽很平靜。或許在這過去的八年裡，她已經遭遇過太多次這樣崩塌的時刻。

八年前的林鵬遠不像現在這樣依賴母親，恰恰相反，他說自己恨透了母親，因為她完全體會不到自己的痛苦，像是「背叛」了他。於是他關閉了內心的大門，拒絕和母親交流。林鵬其實從初中時就經常自言自語，但林媽媽當時因為忙著賺錢，根本顧不上兒子，整個高中階段更是完全忽視了林鵬。

上次出院後，她把家裡的生意都兌了出去，只留了一個飯店由丈夫管著，她則專心照顧兒子，一面四處求醫，一面又請人算命。聽算命的說改名就是改命，她給兒子改了名字，為了換風水，甚至遷了家裡的祖墳。林鯤之前覺得自己的身體裡有個洞，一段時間沒有見到媽媽，那個洞裡就會有可怕的東西跑出來。林媽媽就用了八年的時間和兒子朝夕相處，一點點去補兒子心口的洞。

入院一週多，藥物起效了，林鯤的症狀好了一些，所幸他依然記得我，願意跟我交流。我看著眼前這個男人，藍白相間的病號服，剛剛刮了鬍子，垂著頭坐著，腦子裡還是會突然閃現出八年前那個有些害羞的男孩。我嘗試發問：「你媽媽說你這麼多年都控制得很好，挺了不起的，為什麼這次復發了呢？」「因為停……停藥了。」林鯤說著，往洗手間的方向看了一眼，林媽媽正在裡面洗東西。他停頓一下，補充說，吃了這麼多年不想吃了，停了快一年了。「一年？」衛生間裡傳出林鯤媽媽的聲音，她把洗好的水果放在床頭櫃上，招呼我吃，自己挨著林鯤坐了下來。林鯤立刻朝媽媽那邊挪了一下，挨得更緊了。

林鯤應該是背著母親偷偷停藥的。林鯤的藥不放在自己家，都放在單位和媽媽家。正常來說，他會每天下班前把藥吃了再回家，但有那麼幾次，他忙忘了，沒吃藥，發現自己也沒有什麼異常，就漸漸停了藥。但還有一個更重要的原因，林鯤當時沒有告訴我。

第二天早上，還沒查房，林鯤媽媽就火急火燎地到辦公室找我，問是什麼事，她支支吾吾不願意說，非要拉著我去病房。到了病房，她神色慌張地掏出一疊錢，就要往我懷裡塞，推拒之間，我的白大褂口袋被扯壞了。

在我的印象中，這個女人從來沒有這樣慌亂過。八年前林鯤第一次發病，去學校辦手續、交代病情、辦理住院、簽字，前前後後都是她一個人在張羅，明明是突發事件，但她硬是把每件事都處理得井井有條。而這一次，林鯤媽媽的表現簡直是如臨大敵。

最後她才說，兒媳要來醫院，已經在路上了，讓我一定要跟她兒媳說林鯤得的是憂鬱症，千萬千萬不能提病史。我立刻明白了，林鯤停藥的真正原因是：他結婚了，而且是隱瞞病史結的婚。

02

林鯤從一開始就想好了，絕不能把病情告訴妻子。這源於他之前的一段慘痛的經歷。當年從我們那兒出院之後，林鯤一度崩潰，每天都需要抱著媽媽才能睡，媽媽如果不在家，他就得讓爸爸在他的房間打地鋪，視野裡如果沒有人他就會害怕。這樣的日子重複了一年多，直到他回學校上學，遇到了一個師姐。師姐很照顧他，經常督促他學習，他的英語四級就是在師姐的幫助下考過了。出成績那天，他去跟師姐表白，也說了自己的病。這是他第一次跟親人以外的人說起自己的情況，但師姐婉言拒絕了。他陷入了極度的傷心之中，甚至產生了輕生的念頭，多次試圖從圖書館跳下去。

這段無疾而終的感情給兒子帶來的傷害，林媽媽都看在眼裡，所以這次，當林鯤再度遇到喜歡的女孩時，林媽媽叮囑兒子，無論如何都不能洩露自己的病情。再跟著他擔驚受怕重蹈一次覆轍，她就得跟他一起死了。林鯤同意了。

但吃藥，這個幾秒鐘就可以搞定的小動作卻成了一個大問題。林媽媽會一粒一粒把治療精神疾病的藥從藥盒的防潮包裝裡擠出來，裝進一個「複合維生素」的瓶子裡。有時，林鯤手裡捏著藥，會糾結很久：吃下去會立刻感覺非常噁心，噁心到不得不吐出來；但一旦停藥就可能會復發。他不想吃，又不敢不吃。結婚之後，這種煎熬變得更強烈，他發覺自己一天比一天討厭吃藥，因為每一次吃藥，單單這樣一個微小的行為都會提醒他，自己是個「騙婚」的騙子。

有一天晚上，他想起來自己忘吃藥了，說想去媽媽家一趟，妻子說要陪他一起去。他只能推辭說是有件事忘了，得回單位處理一下，妻子還是想陪他一起去，最後留在車上等他。他匆忙跑上樓去吃藥，因為著急，一直擰不開瓶蓋，一氣之下把瓶子摔了。回到車裡，他不知道自己該怎麼面對妻子，那個夜晚，他被無邊的內疚淹沒了。

林媽媽為了守住兒子這份來之不易的幸福，也只能閉緊嘴，加倍對兒媳好。結婚的時候，女方雖然沒有提出彩禮的要求，但她還是按照他們那裡最高的規格給；婚房她全款買下來，還按照兒媳的心意又重新裝修了；對於親家母，她也從來不爭，總是把自己放得很低，甚至兒媳還沒過門，親家母生病住院的時候她都會去醫院幫忙照顧。

林鯤病情維持得很好，好幾年都沒有復發。她恍惚覺得，或許是當年診斷錯了吧。

但就在林媽媽以為一切都在朝著「正常」的方向行進的時候，林鯤的病復發了。那天，她接到兒媳打來的電話，得知兒子一直打自己，還用腦袋撞牆。林媽媽意識到林鯤犯病了，她一邊安撫兒媳，一邊和老公一起送兒子來醫院。她反覆考慮過該把兒子送到哪裡，當地的精神科醫院肯定不能去，人多嘴雜；北京、上海沒有熟人，說不定一時半會兒住不上院，會耽誤治療。反覆權衡，她才想著送到我們這裡來。一是她對第一次治療比較滿意，二是距離遠近也合適。為了成為一個不露破綻的「正常人」，林鯤和媽媽的這八年一直過得小心翼翼。

我不認為隱瞞病情結婚是正確的做法，只是，作為一個精神科醫生，我的職業要求我要對我的病人負責。我答應了林鯤母親的要求。如果可以，林鯤應該自己向妻子打開這扇門，這樣對他們彼此的傷害都是最小的。那一整天我都心神不寧，一直在腦子裡模擬見到林鯤妻子時自己該怎麼說，但直到真見面了我才意識到，事情遠比我想像的複雜得多。

03

這天晚上，一個女人敲開了我辦公室的門，看她第一眼我就知道，她就是林鯤的妻子。她的懷裡分明是個三、四個月大的小嬰兒，此刻正睜著黑溜溜的眼睛，好奇地向四周張望。我準備好的所有話一瞬間都堵在了喉嚨裡。

父母親單方患有思覺失調症，遺傳概率大約是一五％，確診之後，我們會反覆跟患者強調千萬別要孩子。林鯤對此應該是心知肚明的，但他依然隱瞞了病情，並且有了寶寶。平時我很喜歡逗小孩，但面對林鯤的孩子我卻心虛得要命。能否說出真相，我心裡的天平也開始搖擺。

林鯤的妻子非常焦慮，她說林鯤父母不讓她來，怕醫院裡人多把孩子折騰病了，怎麼問也不告訴她具體在哪家醫院。

「我怎麼可能安心待在家裡？」林鯤妻子的這聲疑問也戳在我緊繃的神經上。雖然不知道林鯤到底怎麼了，但可能是女人的直覺，她今早終於從林鯤那裡打聽到地址，上了車又折回去，最後實在不放心，才又打車來了。她問我，林鯤真的是憂鬱症嗎？

她在等我的回答。而我看著女人懷裡那個小傢伙天真的眼睛，什麼都說不出口。

談話正欲陷入死寂，林鯤的媽媽突然出現，她自然地從兒媳手上接過孩子說：「這大老遠的，妳怎麼還真來了呀？陳醫生跟妳講林鯤的病情了嗎？恢復得老好了，過兩天就該出院了。」然後又朝我使了個眼色。我能明顯感覺到她的緊張。我跟林鯤的妻子說，可以上樓看看林鯤。

到了病房，林鯤已經睡下了。見到了熟睡安穩的林鯤，妻子多少放心了一些，簡單說一會兒話，林鯤父親就開車把兒媳和孫子送走了。

這對母子走後，我心裡越發不是滋味。林鯤說過，他這次發病時之所以會用腦袋撞牆，是為了壓抑自己施暴的衝動。已經有過好幾次，當妻子讓他看孩子的影片或是抱著孩子哄的時候，他就會燃起這種衝動。他內心深處知道，自己會給這個孩子帶來危險。妻子對兒子的愛也讓林鯤內心產生了強烈的嫉妒，熊熊的嫉妒之火時刻灼烤著他的理智線。作為精神科醫生，我經常不得不嚴肅地糾正自己很多浪漫主義的想法，精神疾病其實是不能被感化的。很多人覺得對一個精神病人好，他就會對你好，但其實你對他的好，在他的理解裡可能並不一樣。如果放任不管，林鯤有可能做出傷害孩子和妻子的事情。

我一晚上都沒睡好，一閉眼就能看到那雙寶寶的眼睛在看著我，而在這雙眼睛之外，還有一個女人等候的影子。他們像是林鯤的妻子和兒子，又像是林鯤的媽媽和林鯤。這兩對母子的身影在我心裡竟漸漸重疊，我似乎能預見到那些即將發生在林鯤孩子身上的事。

04

他可能從小就是一個不太懂得「分寸」的孩子，說一些不合時宜的話，做一些不合時宜的事。最開始在幼稚園的時候，他會特別在乎規矩，看到其他小朋友逆著滑道爬上滑梯，就立刻制止。因為這個，他第一次和別人打架。上小學了，他經常把同學的違規行為跟老師打小報告，如果老師沒有處罰，他也會非常生氣。舅舅和人相親，他會當著大家的面說，這個阿姨沒有之前的好看，還要戳穿，是我媽跟二姨這麼說的。遇到媽媽單位的同事，媽媽給同事家的孩子拿了個蘋果，他會覺得自己媽媽給的比這個阿姨上次給自己的大，就當著人家的面搶回那個蘋果，又從袋子裡挑了個小的給人家孩子。

因為這些古怪的行為，他常常被人孤立，從小到大基本上都沒有朋友。但他不笨，讀書很用功，會順利地升上大學，只是情況並沒有因此好轉。他會因為一條「晚上十一點必須關燈睡覺」的規定和室友鬧得很不愉快。他覺得如果自己不關燈，就沒法按時睡覺，就會死於慢性中毒，他堅持認為自己必須這樣做。但室友對他到點關燈有了意見，他覺得別人一直在開關上做手腳，他經常會被電到。為此他專門買了一雙絕緣的手套。但這其實是他早期的兩個症狀：幻觸和被害妄想，他每天都會因為「關燈」這件事擔驚受怕。後來被害妄想越發嚴重，室友們不光要「電他」，還會在ＱＱ上「罵他」，把他的祕密到處散布。

他不可避免地成了那個別人眼中的「怪咖」，承受著一個「怪咖」應該遭受的一切。這在日後會讓他更羞於承認自己的病，也更恥於主動向周圍人求救。所有的感受都只能封在自己心裡。

直到有一次，他清楚地預感到，這一次一定會被「電」，無論如何也逃不過，於是他躺在床上，糾結了很久到底要不要去關這個燈——他最後還是去關了，果然覺得自己被「電」了。他腦子裡有個聲音告訴他：「再不走就來不及了。」至於去哪兒，去做什麼，他都沒想過。

他會在第二天一早離開學校，倒好幾趟公車，直到被路邊的一輛挖掘機吸引，想起自己舅舅是開挖掘機的，小時候舅舅還會帶他一起開挖掘機，於是他決定去找舅舅。他下了車，感覺口渴了，去超市買了一瓶水，喝水的時候突然想起來之前舅舅的相親讓自己給搞砸了，舅舅一定還在怪罪自己，肯定不會收留自己。怎麼才能讓舅舅原諒呢？他想給舅舅先打個電話道歉，但手機好像弄丟了。他曾聽媽媽說過舅舅跟舅媽經常吵架，他一瞬間覺得舅舅婚姻不幸都是自己造成的，自己的罪孽太深重了……於是他逢人就磕頭求原諒，像一個瘋子，直到最後被好心的工友送去派出所。他蹲在派出所的角落等著父母來接。

這些莫名其妙卻真實發生在林鯤身上的事，有一五％的概率會在他孩子的身上重演。而林鯤的妻子和他們的孩子，對於即將到來的這樣的人生還一無所知。我不知道今天見到的那個可愛的孩子，日後會不會有一刻特別怨恨林鯤和他的妻子？怨恨他們把自己帶到這個世界上來，就像曾經的林鯤怨恨自己的父母那樣。可孩子的媽媽毫不知情，她是滿心歡喜嫁給這個男人的。如果有一天，她發現這個男人和他的父母其實每天都在對著自己演戲，又會是什麼心情？

作為醫生，我清醒地知道自己要遵守的規則和要履行的職責，可我依然陷入了從未有過的煎熬之中。我給不出一個答案。

05

每一次患者問我要不要隱瞞病情的時候，我都會陷入兩難的境地。我接觸過一個女患者，當初隱瞞病情和丈夫結婚，丈夫是獨生子，年齡比較大了，公公婆婆給了很大的壓力讓她生孩子。她知道自己不能生，孩子也有遺傳的概率，每次來開藥她都會非常痛苦地問我，醫生，我該怎麼辦？我老公問我為什麼不能生孩子的時候，我實在找不到藉口了。終於，有一天她忍不住告訴了老公，自己患有思覺失調症。老公憤而要求離婚，不光不願意和她分割共同財產，甚至連她的嫁妝也不打算還給她，還用她坦白的錄音威脅她說要去法院起訴婚姻無效，他不能莫名其妙就二婚了。

擺在精神病患面前的只有兩條路：說了實話，基本上沒有結婚的可能性；不說，除了提心吊膽面對另一半，還要一輩子活在說謊的內疚和痛苦之中。精神病人的家屬也承受著同樣的痛苦，他們或許比患者自己都更希望他們愛的人能夠過上正常人的生活。

而我是在這兩方夾縫中間的人。關於精神科醫生是否應該為患者的病情保密，在一次倫理培訓上，我曾向一位全國著名的醫學倫理專家提出了這個問題。他告訴我：「這個問題對任何一個精神科醫生都很困難，但是我們不能站在公共道德的立場上來看這件事，我們是醫生，我們只能對自己的患者負責。」舉個不太恰當的例子，就好像教堂裡聽人懺悔的神父不能把禱告者的祕密公之於眾一樣，我們只能守著這些祕密，以期他們在心靈的片刻寧靜之後，做出更好的選擇。

精神病人本來就有強烈的病恥感，如果在正規醫院的醫生這裡得不到被守護的安全感，就會讓更多的患者放棄正規治療，轉而去一些地下機構尋求治療或者乾脆不治療，繼續隱藏，這樣對整個社會將是更大的危害。

雖然我沒有權利要求他們必須這樣做，但我還是會勸我遇到的每一個病人——至少在結婚之前，坦誠地告訴你的另一半。

林鯤病情稍稍穩定就出院了，他還在盡力維持「憂鬱症」的謊言。精神疾病裡也有「鄙視鏈」，憂鬱症作為一種「時髦病」可以被接受，而思覺失調症不行。只是，撒謊的後遺症比我預想的來得更快。出院沒多久，林鯤再一次來開藥的時候情緒非常低落，他被罪惡感折磨得快瘋了。因為隱瞞病情，他一看到妻子和孩子就很內疚，這種內疚漸漸演變成逃避。每天下班後，他都會在車裡待很久，看影片或者玩遊戲，直到妻子和孩子睡著了才敢上樓。家裡的電視和林鯤的手機共用一個影片帳號，妻子看到林鯤那麼多歷史紀錄，就知道他晚歸並不是在加班，以為是孩子的哭鬧影響了林鯤休息，所以暫時帶孩子回娘家住了。但妻子越是體貼，他越是自責。

06

林鯤覺得，自己是那種極少數的幸運者。病了這些年，他慢慢摸索出了一套和自己的病相處的公式——不能相信自己的判斷和感受。比如說，他跟一個人說話，如果那個人沒有理他，他腦子裡的聲音就會說，這個人恨他，會害他，然後開始尋找支撐這個觀點的證據。最後，這仿佛就變成了現實。他知道如果被這種感覺牽著鼻子走，會非常危險。所以當「這個人要害我」這個念頭出現的時候，林鯤立刻就否定，他跟自己說林鯤，你不重要，人家有自己的事情要做。如果自己的憤怒實在無法緩解，他就會立刻離開現場，等心情平復再回來解決問題。憑藉這套處事公式，他已經好多年沒有犯病了。

逐漸習慣並學會和自己的疾病相處，這也是林鯤停藥的一個原因，他覺得自己能像正常人那樣生活了。不吃藥的時候，他幾乎忘記自己是個病人。所以當妻子懷孕的時候，他將賭注放在那八五%「不遺傳」的可能性上，沒有說出真相。然而這一次的復發再一次把他打回現實，而且是更為嚴峻的現實。妻子走了，每天回家都是自己一個人，林鯤更不想回家了；回父母家，全家人看著他就像看著皇帝的新裝一樣，每個人心裡都明白，但什麼都不敢說；父母有時會去丈母娘家看看孩子，但戰戰兢兢的，也不敢勸兒媳回來。謊言像滾雪球一樣越滾越大，林鯤自己的精神狀況也越發糟糕。他開始覺得單位同事看自己的眼光有異樣了，每次他一進辦公室，別人就不講話了。

他的處事公式失靈了，他告訴自己做你該做的事就好了，但隔壁同事很小聲說話的時候，他還是會忍不住豎起耳朵聽。他知道自己這個狀態是不正常的，但是沒有辦法控制。

有一天他做夢，夢到自己雙手被反綁著，用雙膝在大街上跪著走，周圍的人都在往自己身上扔石頭。這種感覺好多年前就有過。那個曾經因為媽媽無微不至的照顧好不容易才合上的洞，好像又被捅開了。這一次，他要用什麼去填呢？

聊天的過程中，林鯤幾乎沒有提起過孩子。這個孩子對他來說意味著什麼，他也是回避的。我曾經不經意地提起，為什麼要生孩子呢？不擔心遺傳嗎？他也只是輕描淡寫地說：「大概是心存僥倖吧。」就不再深入討論這個問題了。有時候我會明顯感覺到精神病患在某些方面的情感是缺失的，他們也許會被一件非常小的事情困住，比如出門先邁左腳還是右腳；又對於一些明顯重大的問題視而不見，比如一個活生生的孩子。林鯤的這種缺失在有孩子之前並不是特別嚴重，做事雖然一板一眼，但也能被常人理解。這也是他能夠過上相對正常生活的基礎。

林鯤的內心其實有一扇門，當他特別在意一個人的時候，那扇門就會向那個人打開，曾經是幫他考英語的學姐，後來是媽媽，而現在這個人是妻子。

他的眼神越過我，好像也越過了我身後的窗戶，飄向很遠的未來。他說，他打算把他和妻子之間的門關掉了。

07

二〇一九年年底的一天早上，我掛號的名單上再度出現林鯤的名字。那天，進診室的不光有林鯤，還有他的妻子。林鯤的妻子進屋後，摘掉脖子上的素格子的紗巾，和脫下來的淺色羽絨服一起，放在旁邊蓋著藍布的診療床上。她穿著黑色略緊身的毛衣，身材還沒有完全從孕期恢復，仍然有些臃腫。她用手順了順因為靜電而淩亂的頭髮。她沒有化妝，和第一次見時的焦慮慌張不一樣，平靜的表情告訴我，她是一個理性的人。

林鯤也把羽絨服放到床上，然後從隨身帶的包裡面拿出來了幾張紙——一個是他寫好的這幾年的發病和治療經過，上面藥物的名稱和用量都標注得非常詳細。另外一個，是他已經簽好自己名字的離婚協議書。

我心裡知道，林鯤把妻子帶來門診，是想讓我做個證明。有時，患者會在醫生面前做一些重大的人生決定。這是一份強大的信任，我很感激。林鯤看了看我，然後看著妻子說：

「我的病情陳醫生最清楚，妳有什麼疑問可以問她。」林鯤的妻子也向我看來。「見證人」有時會變成一種非常尷尬的角色。

我看著他倆，腦子裡毫無徵兆地閃過林鯤媽媽的臉，她會不會來找我算帳？指責我毀掉了她兒子的幸福？她是他們兩人婚姻的重要參與者啊。

林鯤的妻子也是第一次看到林鯤那麼詳細地寫他的病——那是他這八年來的每一個日夜。看完以後，她沉默了一會兒，對林鯤說：「謝謝你告訴我這些。」然後轉向我，說：「我想跟陳醫生單獨談談可以嗎？」林鯤點點頭，站起來，走了出去。

眼前的女人比我想像的要平靜得多。「這段時間，我一直在整理和他在一起的回憶。」林鯤的妻子緩緩開口。她比林鯤大兩三歲，大學畢業後因為媽媽身體不太好，就回了老家，比林鯤早進那個公司。一開始，她覺得林鯤有點怪。有一天，這人換工位，在新的工位抽屜裡發現了一包零食，已經過期了。同事告訴他扔掉就好了，他覺得不是自己的東西，自己沒有權力扔，堅持要交給之前那個工位的同事。林鯤的執拗在女孩眼裡，反而變得非常可愛。見同事說了林鯤一句「神經病」，她忍不住幫忙，說你才有病呢，然後幫林鯤把那包零食還給了以前那個工位上的同事。

她能感受到林鯤對她的喜歡，他把她說過的每一句話都放在心上，她提起一個電影片段，林鯤就會去找那部電影來看；聽說她家裡希望她找一個公務員，就告訴她，自己要考公務員。其實她只是跟閨蜜說起家裡人希望她的物件能是公務員，她自己對這個是無所謂的。沒想到林鯤聽說後，特地跑來確認：「妳是不是希望嫁一個公務員？」「是啊。」

「那我考上了我們就結婚。」

女孩覺得這人怎麼笨兮兮的，卻忍不住想照顧他。

08

林鯤真的開始準備考試了。他就坐在她旁邊，一有空就拿出書來看，有時候，會眼睛亮晶晶地看著自己。晚上回家看書他還會把進度告訴自己。

看著這個男人如此認真地學習，就是為了和自己在一起，她真的心動了。說到這裡的時候，林鯤的妻子不自覺笑起來。

她中間一度也想過放棄這段感情，因為她覺得林鯤跟他媽媽過於親密了，經常躺在一個床上，林媽媽會像哄孩子似的拍林鯤的背。她以為林鯤是一個「媽寶男」。但林鯤的媽媽對自己太好了，比自己的親媽還要遷就她、疼她。她開始接受這件事情。

她也有過幾個細小的瞬間覺得林鯤不對勁。比如，他總是用蒼蠅拍開關燈，有一次為了找蒼蠅拍在屋子裡來回轉。她跟自己的閨密打電話時開玩笑，隨口說林鯤有強迫症，沒想到林鯤當場突然情緒失控，說，這個習慣是他自己的事情，她憑什麼管他？大晚上直接跑回了父母家。林鯤出院剛回家的時候，她想緩解一下氣氛，調侃林鯤說現在這個人均抑鬱的年代，就你愛較真，我閨密也抑鬱過，過段時間就活蹦亂跳了。沒想到林鯤憤而離席。只是每次離開後不久，林鯤自己就會回來，好像什麼都沒發生一樣。她也適應了他這種發脾氣的方式。

「妳知道你們樓下的『醫生簡介』上怎麼介紹妳的嗎？」林鯤妻子說。上一次到醫院後，她抱著孩子在樓下站了很久，一直在看我的醫生介紹——擅長思覺失調症／雙相情感障礙／憂鬱症的診治。「我當時腦子裡就閃過了一個念頭，如果林鯤不是憂鬱症，是思覺失調症，我該怎麼辦？」她開始在網上諮詢一些專家，如果父母一方是思覺失調症，如何才能減少孩子的發病率。醫生說，如果孩子在成長過程中能夠得到很多的愛，發病率會大大降低——她已經在做準備，她似乎從來就沒想過離開這混亂的一切一走了之。她覺得自己一直在等著這一天。

她的語氣再平靜不過，說出口的話卻幾乎讓我汗毛直立，「我早就知道了。雖然林鯤隱瞞病情跟我結婚是不對的，但我覺得，我們的日子還可以繼續過下去。」因為她深深地覺得，那些為了她的努力不是假的，兩個人一起度過的時間不是假的，那一分一秒裡沉澱下的感情不是假的。她是真的決定了要和林鯤繼續過下去。林鯤真的很幸運。

但知道妻子的態度後，林鯤的臉上卻沒有太多喜悅，他說，如果不離婚，他會一直內疚，沒有信心過好未來的生活。林鯤的態度堅決到讓我和林鯤的妻子都感到意外。

「不可以不離婚嗎？現在我已經知道了，我能理解你的苦衷，我覺得我們還可以繼續走下去。」

「這次婚姻是從欺騙開始的，我必須結束它。如果我們還有緣分，以後可以重新再在一起。」林鯤給出了他的決定。

我看著桌上那份離婚協議：房子、錢都給妻子；以後的工資他會打出工資表，按照三分之二的比例交給妻子用以撫養孩子；孩子，妻子撫養更好，但是希望妻子能允許他和父母隨時探視。探視前如果需要，可以提前預約；

……

這份離婚協議和浪漫無關，但每個字眼都是誠懇的，每一個條款似乎都是一句來自父親的「對不起」，又都是一句來自丈夫的「我愛你」。而他最後的這份勇氣和坦誠，或許會讓他們的未來有另一種可能。

09

我沒有再見過林鯤夫妻。有時候我會想，他們最後究竟有沒有離婚。

林鯤是一個非常講規則的男人，如果不按照規則來，他的生活就可能會徹底崩潰。但我願意相信，他們只是繞開了一段路，但目的地還是同一個，也終究還會一起走下去。

這是我所有故事裡最讓我糾結的一篇，因為這是一個患者隱瞞病史的過程。而我出於職業守則，卻不能對一個在家庭中本該知道真相，也會被直接影響的女人說出實話。但我還是想寫下這篇故事，想讓更多人看到，因為這種種現象都有可能真實地擺到你的面前。不僅普通人要考慮，更是想跟那些「裝睡「的人說：「你們必須得有坦誠的勇氣。」

曾經有一個確診精神疾病的男孩一直認真地告訴我，他絕對不會隱瞞病情結婚，所以他每次相親，都會在彼此有好感的時候告訴女方自己有思覺失調症這件事。每一次他得到的回應都是——

「我年齡還小，暫時不想談戀愛。」

「我想以事業為重。」

「你是個好人。」

……

次數多了之後，他悲憤地跟我說，難道思覺失調症患者就不配擁有愛情嗎？然後，他問我，醫生，妳會嫁給一個精神病人嗎？我愣住了，想了很久。

「清華大學之所以會錄取錢鍾書，不是因為他數學只考了十四分，而是因為他語文考了一百分。我不會因為一個男人有沒有精神疾病史決定嫁或不嫁，但我會因為一個男人足夠愛我嫁給他。」

這是我的答案。無論我做出怎樣的選擇，我都希望對方能給我知情的權利——讓我知曉你的一切，然後決定愛不愛你。這也該是我的權利。

國家圖書館出版品預行編目(CIP)資料

尋找百憂解：精神科醫師看人類調節痛苦的能力如何失常，以及如何尋回／陳百憂著. -- 初版. -- 新北市：一起來出版：遠足文化事業股份有限公司發行，2024.01
272面；14.8×21×1.7公分. --（一起來光；12）

ISBN 978-626-7212-46-2（平裝）

1. CST：精神疾病　2.CST：心理治療　3.CST：通俗作品

415.98　　112018426

一起來　0ZIL0012

尋找百憂解

精神科醫師看人類調節痛苦的能力如何失常，以及如何尋回

作　　者　陳百憂
責任編輯　林杰蓉
編輯協力　張展瑜

總 編 輯　陳旭華 steve@bookrep.com.tw
出版單位　一起來出版／遠足文化事業股份有限公司
發　　行　遠足文化事業股份有限公司（讀書共和國出版集團）
　　　　　231 新北市新店區民權路 108-2號 9 樓
電　　話　(02) 2218-1417
法律顧問　華洋法律事務所　蘇文生律師

選書企劃　林子揚
封面設計　朱疋
內頁排版　顏麟驊
印　　製　通南彩色印刷有限公司
初版一刷　2024 年 1 月
定　　價　400 元
I S B N　978-626-7212-46-2（平裝）
　　　　　978-626-7212-43-1（EPUB）
　　　　　978-626-7212-42-4（PDF）